노화 해방

일러두기

본문 내에 언급된 책이나 인물, 영화 등은 최초 언급 시에만 우리말과 함께 원제를 표기했으며, 통상적으로 대부분의 사람들이 안다고 판단될 경우에는 원제 표기를 생략했습니다.

단행본의 제목일 경우에는 『 』를 사용해서 표기했으며, 정기간행물(잡지 등)의 경우에는 《 》, 영화, 방송 프로그램 등은 〈 〉 표시를 사용하여 각각 구분하여 표기했음을 알려 드립니다.

노화 해방

장 마르크 르메트르 지음 · 김모 옮김 · 정희원 감수

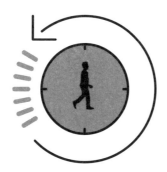

생체 시계를 거꾸로 돌리는 저속노화 프로젝트

Décider
de
son
âge

21세기북스

인생은 기나긴 이어달리기와 같다.

우리는 쓰러지기 전까지 각자 더 멀리 도전해야 한다.

인간에게 지적, 육체적, 생물학적 한계란 없고

희망은 무한에 가깝다.

이 싸움에서 승리할 거라는 확신 속에서

때로는 인류의 피가 부르는 노래가 가슴 깊은 곳에서 울려 퍼지고,

형제와 같은 바다의 포효가 혈관을 타고 흐른다.

비록 망가진 방패와 칼이 지상에 흩어져 있어도,

나는 싸움에 처음 나섰던 그 새벽녘의 어느 때처럼

여전히 기쁨과 희망에 취해 승리를 확신한다.

로맹 가리

단순히 오래 사는 삶이 아닌,
젊게 오래 사는 삶을 위하여

나이가 들면 누구나 늙는다고 생각하지만, 노화의 속도는 사람마다 다르다. 이 속도의 격차가 누적됨에 따라 나의 숫자 나이와 내 생물학적 나이가 차이 날 수 있다는 사실은 현대 과학이 밝혀낸 진실이다. 즉, 노화의 속도란 일정하지 않으며, 내가 어떤 삶을 만들어 나가는지에 따라 가속 또는 감속될 수 있다는 뜻이다. 최신 노화과학에서는 수많은 질병의 도래 시점, 내가 노인의 몸을 가지게 되는 시점, 노쇠를 겪고 돌봄이 필요해지는 시점, 궁극적으로는 사망하게 되는 시점이 상당 부분 이 속도에 따라 결정된다고 보았다.

예컨대, '가속 노화'를 부르는 생활습관을 유지하면 생체 나이가 숫자 나이를 앞지르고, 모든 종류의 원치 않는 결과를 보다 일찍 만나게 된다.

한편, 지난 10년간 연구자들은 후성유전학적 방법을 활용한 노화 시계를 비롯해 다양한 기법을 통해 우리 몸의 진짜 나이, 즉 생체나이를 평가하는 방법을 개발해 왔고, 이제는 여러 중재를 통해 그야말로 '저속 노화'를 만드는 방법을 모색하고 있다.

이 책의 저자 장 마르크 르메트르Jean-Marc Lemaître 는 프랑스 INSERM(국립보건의료연구원) 산하 IRMB 몽펠리에 재생의학 및 바이오치료 연구소의 연구 디렉터이자 공동소장으로, 노화 생물학 분야의 세계적인 권위자이다. 그는 '가속 노화'를 개입이 가능한 일종의 질병으로 간주하며, 후성유전학과 세포 재프로그래밍을 통해 노화를 되돌리는 혁신적인 연구들로 이름을 알렸다. 실제로 르메트르 연구팀은 노화 세포를 젊은 상태로 되돌리는 재프로그래밍 기술을 개발하여, 노화로 기능이 떨어진 동물의 건강수명을 30% 연장하는 데 성공한 바 있다.

내가 한국에서 처음 노화의 속도에 주목해야 한다고 강

조했을 때, 많은 이들이 금시초문이라는 반응을 보이며, 그저 뜬구름 잡는 이야기처럼 받아들였다. 미디어에 나와 이야기하는 어느 정도 연배가 있는 교수님들도 노화 연구 분야에서 20~30년 된 개념들인, 텔로미어나 활성산소를 반복해서 강조하는 경우가 많았다. 하지만, 이미 연구실에서는 노화의 핵심 개념들hallmarks of aging을 중재 타깃으로 삼아 동물과 사람의 노화 속도를 조절하거나, 생체 나이를 되돌리는 시도가 이어지고 있었던 터였다.

나 역시 이러한 분자생물학적인 이야기들을 책과 미디어를 통해 최대한 설명해 보았지만, 아쉽게도 이런 부분은 어렵거나 재미가 없다는 이유로 대부분 편집되어 사라졌다.

그런 면에서 『노화 해방』은 정말 고마운 책이다. 지난 10여 년간 노화과학 분야에서 일어난 핵심 트렌드와 주요 연구들을 일반인의 입장에서도 이해하기 쉽도록 일목요연하게 정리해 준다는 점에서도 큰 의의가 있다. 노화의 속도 조절 개념, 2010년대의 노화 세포senescent cell 제거 연구와 후성유전적 시계(생체나이 측정) 개발, 그리고 최근 각광받는 부분적 세포 리프로그래밍을 통한 회춘 실험에 이르기까지, 노화과학의 주요 흐름과 성과들이 이 책 한 권에 폭

넓게 담겨 있다. 덕분에 이 책을 읽다 보면 지난 십여 년 동안 노화과학 분야에서 무슨 일이 일어났고 현재 어디까지 발전했는지 한눈에 파악할 수 있다. 특히, 자신의 연구 분야만 침소봉대하거나, 자신의 경제적 이익과 관련된 특정 보충제를 적극적으로 홍보하는 몇몇 책들과는 달리, 균형 잡힌 시각에서 노화과학 분야의 이정표가 되는 연구들을 충실히 소개하고 있어서, 책을 읽는 동안 수많은 논문 표지들이 주마등처럼 스쳐 지나갈 정도였다.

이 책은 이론적 설명에 그치지 않고 매우 실질적인 생활 전략들까지 담고 있다. 저자는 세계 장수 마을, 이른바 블루존Blue Zones의 공통점에도 주목한다. 식단, 사회적 교류, 운동, 스트레스 관리, 자연과의 접촉 등 장수인들의 생활방식에서 공통적으로 나타나는 요소들을 과학적으로 분석하여 소개하고 있다. 물론 이런 이야기는 여러 매체에서도 다룬 바 있지만, 르메트르는 각 요소가 어떻게 노화 속도를 늦추는지를 연구 결과로 뒷받침하면서, 장수란 유전자보다는 습관의 결과이며 누구나 그 비결을 공유할 수 있음을 역설한다. 100세 넘게 건강하게 사는 법이 공상이나 운 좋은 유전자의 전유물이 아니라는 것이다.

이 책 『노화 해방』은 노화과학의 혁명적 시대정신을 대중에게 알기 쉽게 전달하면서도, 최신 연구에 기반하여 깊이까지 갖춘 훌륭한 작품이다. 감수자로서 강력히 추천하는 바이며, 이 책을 통해 많은 독자들이 "노화 해방"의 시대에 동참하여 자신의 생체나이를 스스로 설계하는 계기를 얻었으면 한다.

정희원
서울아산병원 노년내과 교수

잃어버린 시간을 찾아서

해마다 기념하는 (혹은 기념하지 않고 그냥 지나치는) 나이를 자신의 '진짜' 나이라고 생각하는 사람이 많을 것입니다. 하지만 현재 연도에서 태어난 연도를 뺀 숫자는 당신의 신체 나이나 스스로 생각하는 나이와 다를 수 있습니다. 끔찍한 소리겠지만, 우리의 '진짜' 나이는 서류상의 나이보다 훨씬 더 많을 수 있습니다. 물론 더 적을 수도 있지요. 그렇다면 좋은 일이겠지만요. 아무튼, 나이에 관한 문제는 놀라운 가능성을 안고 있습니다.

이 책에서 저는 '진짜' 나이, 즉 '생물학적' 나이를 평가하는 이유와 방법을 과학적 근거를 통해 밝히고자 합니다.

그러나 그것만이 이 책을 쓴 목적은 아닙니다. 노화를 조절하는 방법도 함께 나누고자 합니다. 저는 지난 15년간 노화의 비밀을 파헤치고, 노화의 영향을 늦추기 위한 연구를 실험실에서 해왔습니다. 그리고 다른 일들이 그러하듯이, 이 모든 이야기의 시작은 저의 어린 시절로 거슬러 올라갑니다.

똑딱, 똑딱, 똑딱, 똑딱. 증조할머니 댁 거실에 있는 벽시계는 쉬지 않고 움직입니다. 저는 그 멋진 물건에 완전히 반해버렸습니다. 초침이 움직이는 소리뿐 아니라 장엄한 종소리가 정각마다 울려 퍼졌고, 때때로 그 소리는 저를 깜짝 놀라게 만들기도 했습니다. 일요일마다 할머니 댁에 갈 때면, 늘 그 멋진 시계를 열어 내부를 살펴보고 싶었지만, 불투명한 타원형 유리 너머로 좌우로 움직이는 금속 원반만을 겨우 볼 수 있을 뿐이었습니다. 그 벽시계는 가족의 일부였습니다. 때마다 시간을 알려주고, 저녁식사 시간과 등교시간을 확인시켜 주는 그 시계와 함께 가족들의 시간은 흘러갔습니다.

제가 여섯 살이었을 무렵, 벽시계가 움직임을 멈추자 그

모습을 본 아버지가 시계를 "감아주자"고 말씀하셨습니다. 똑딱이는 소리와 좌우로 흔들리던 금색 원반이 멈춘 것은 눈치 챘지만, 당시의 저는 '시계를 감는다'는 게 무슨 뜻인지 몰랐고, 그것을 잘 해낼 수 있을지도 몰랐습니다. 하지만 솔방울 모양 추를 매달고 있는 사슬 장치의 단순함에 실망하면서도 한편으로는 호기심이 일었습니다.

시계를 '감는다'는 것은 사슬을 당겨 추를 올려서 기계를 다시 움직이게 하는 일이었습니다. 아버지의 손에 이끌려 그 일을 해내자 진자 운동이 다시 시작됐고, 똑딱이는 초침소리가 들려왔습니다. 시간이 다시 흐르기 시작한 것입니다.

세월이 흘러 벽시계의 시간이 틀어지자 이번에는 수리공이 방문했습니다. 그가 시계를 고치는 동안, 저는 시곗바늘 뒤에서 톱니바퀴 여러 개가 맞물려 돌아가는 모습을 지켜보았습니다. 꽤나 복잡해 보이는 장치였습니다. 시계가 돌아가는 일은 생각처럼 단순하지 않았습니다. 그 당시 벽시계를 맞출 때마다 할아버지 시계의 시간을 참고했기 때문에 '할아버지 재킷 안 작은 시계 속에도 이렇게 복잡한 장치가 들어 있을까?' 하고 궁금해 했던 기억이 납니다.

처음으로 시계 감기에 성공한 후로, 제게는 벽시계가 잘 돌아가는지 확인하는 임무가 맡겨졌습니다. 또다시 언제고 시계가 멈추게 되면 제대로 시간을 확인할 수 없으니까요. 저를 제외한 가족 모두가 제가 이 임무를 잘 수행할 수 있을지 걱정했습니다.

하지만 시간을 벌거나 버리거나, 시간에 앞서거나 뒤처지는 일은 아직 어린 저와는 크게 상관없는 일이었습니다. 어른들이 벽시계를 보면서 시간이 유한하다는 사실을 떠올리는 것과는 다르게 말이지요. 물론 세월이 흘러 주변의 어른들이 하나둘 세상을 떠나자 저도 그 사실을 받아들이게 되었습니다. 증조할머니는 "이제 끝났다"는 편지를 가족들에게 남기고서 안락의자에 앉아 돌아가셨습니다. 의사 선생님은 증조할머니의 심장이 오랜 사용 끝에 멈췄다고 말하면서, 모든 사람이 이렇게 죽을 수 있으면 좋겠다고 덧붙였습니다. 그의 말은 옳았습니다. 건강하게 살다가 죽는 것이야말로 우리가 바라는 최선의 삶이 아닐까요? 그로부터 10년 뒤, 아버지 역시 심장마비로 세상을 떠나셨습니다. 하지만 당시 아버지의 나이는 할머니가 돌아가셨을 때 나이의 절반밖에 되지 않았습니다……

왜 어떤 사람은 훨씬 오래 살까요? 84세에 돌아가신 증조할머니처럼 누군가는 한 번도 병에 걸리지 않고 장수하는 반면, 왜 누군가는 나이가 들면서 심각한 병에 걸려 고통을 겪다 죽게 되는 것일까요? 이것이 바로 수 세기 동안 의학이 해결하지 못한 불공평의 문제입니다.

기대 수명은 이미 길어졌습니다. 하지만 건강하지 않다면 오래 사는 것에 어떤 가치가 있을까요?

저는 이러한 가족사를 이유로, 프랑스 국립과학연구센터CNRS에서 연구원으로 일하면서 시간과 노화가 인간의 신체에 미치는 영향을 밝히는 데 전념했습니다. 생체 시계 뒤에 숨겨진 비밀을 풀고, 작동 원리를 늦추거나 되돌리는 방법을 찾아 노년이 부담이나 곤경이 아닌, 희망 속에서 꿈꾸는 미래가 되도록 하고 싶었습니다.

2011년 저희 연구팀이 세포 노화를 되돌릴 수 있다는 가설을 증명했을 때, 프랑스 주간지 《르푸앙Le Point》은 이에 대한 기사를 실으면서 "시간의 주인[1]"이라는 제목을 달았습니다. 그리고 이 제목이 암시하는 것처럼 당시의 발견은 노화 연구의 새로운 가능성을 예상치 못한 방향으로 열어주었습니다.

노화에 관한 부분은 극히 일부만이 과학적으로 밝혀졌을 뿐입니다. (생물학적 기능 장애와 관계된) 노화의 원인보다는 질병 같은 노화의 결과에 더 집중해 연구를 진행해왔기 때문입니다. 물론 이것은 충분히 납득할 수 있는 일입니다. 치료법이 없다면 질병은 곧바로 죽음으로 이어질 수 있으니까요.

당뇨병, 관절염, 골다공증, 심혈관 질환, 신경 퇴행성 질환과 같은 노화와 관련된 질환은 나이가 들면서 급격히 증가합니다. 그리고 의사라면 누구나 히포크라테스 선서를 지키기 위해 '환자의 고통을 덜어주고', '건강을 되찾게' 하고자 전력을 다합니다. 하지만 노화 자체에 대해서는 깊이 고민하지 않습니다. 노화는 은밀히 진행됩니다. 건강한 것처럼 보여도 몸은 그 순간에도 나이 들고 있습니다. 더군다나 노화는 아주 이른 나이부터 시작됩니다.

그러니 노화를 이해하고 노년기 건강을 혁신적으로 바꿀 약물을 개발하려면 기초 연구와 함께 세포와 분자 수준에서의 노화 생물학 연구가 진행되어야 합니다. 또한, 질병이 서로 어떻게 연결되어 있는지 파악하고 예방 전략을 마련해야 합니다.

저는 2006년에 연구실을 꾸린 뒤, 노화의 주요 원인을 두 가지로 파악하고 연구에 매달렸습니다. 첫 번째는 후성유전적 탈프로그래밍Epigenetic deprogramming으로, 이는 세포가 노화하고 기능이 퇴화되는 원인이 됩니다. 두 번째는 세포의 노화로, 노화된 세포는 신체 조직의 구조와 기능을 저하시키는 물질을 분비합니다.

인류는 지금 역사의 전환점에 와 있습니다. 생체 기능을 조절하고 심지어 재구성할 수 있을 정도로 과학 지식을 축적하고 기술을 발전시켰습니다. 지금도 일부 의료 현장에서는, 유전체 분석과 인공지능을 활용하여 신뢰할 만한 진단을 내릴 수 있습니다. 가까운 미래에는 인공지능이 상상도 못할 만큼의 많은 자료를 통합하여 신약을 개발해 낼 것입니다. 맞춤형 의료는 현실이 되고, 부족한 세포를 대체하거나 특정 물질을 분비해 세포 생산을 촉진하게 될 것입니다. 오늘날 '노화 세포'가 노화 연구의 핵심이라는 사실은 잘 알려져 있습니다. 노화 세포를 제거하는 방법은 이미 개발되었고, 줄기세포의 뛰어난 능력 역시 밝혀졌습니다.

언젠가는 이것을 이용해 노화로 기능이 떨어진 신체 부위를 복구하거나 심지어 젊음을 되찾는 일도 가능해질 것입니다.

우리는 노화 앞에서 평등하지 않습니다. 장수 유전자가 따로 존재하지는 않지만 각자의 유전적 특성은 환경에 따라 더 민감하거나 덜 민감하게 반응합니다. 이는 유전자가 모든 것을 결정하는 것은 아니며 생활 방식에 따라 유전자의 발현 정도가 달라질 수 있다는 것을 의미합니다. 우리가 먹는 음식, 마시는 음료, 호흡하는 공기, 스트레스 정도에 따라 부모에게서 물려받은 유전자가 다르게 발현됩니다. 그러므로 장수는 생활 방식과 밀접한 관계가 있습니다. 일본의 오키나와와 같은 특정 지역에 100세가 넘는 사람들이 유독 많은 이유도 이 때문입니다. 우리가 평생 반복해 온 행동은 유전자의 발현을 활성화하거나 억제할 수 있으며, 그 결과는 긍정적일 수도, 부정적일 수도 있습니다.

이는 커다란 책임인 동시에 막강한 권리입니다. 만약 우리가 노화의 원인을 알게 된다면, 시곗바늘이 너무 빠르게 움직이지 않도록 속도를 늦추거나 심지어 바늘의 방향을 되돌릴 수도 있을 것입니다.

이 책에서 우리는 '생물학적 시계'를 움직이는 톱니바퀴에 대해 자세히 살피고자 합니다. 작동 원리를 이해하고 나면 시곗바늘을 조정할 수 있습니다. 연구실에서 개발된 수많은 혁신적인 기술이 치료법으로 쓰일 날을 기다리며, 시곗바늘의 속도를 조절할 수 있는 첫 번째 열쇠를 여러분에게 전달하고자 합니다. 가능한 한 많은 사람들이 더 오래 젊음을 유지하고, 육체적·정신적 질병의 공격을 받지 않고 세상을 떠날 수 있기를 진심으로 바라며, 노화와 그로 인한 질병을 더는 피할 수 없는 숙명으로 여기지 않기를 바라면서 이쯤에서 이 글을 마칩니다.

목차

1부
실제 나이와 신체 나이

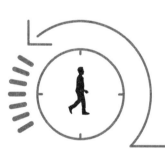

나이 드는 것은 시간이 흐르는 것과 같습니다.

그런데 모두의 시간이 과연 똑같은 속도로 흐를까요?

우리는 노화나 죽음을 그저 체념한 채 받아들여야 할까요?

잘 나이 들기 위해서는 젊게 사는 것만으로 충분할까요?

전 세계적으로 고령화 현상이 두드러지면서

이러한 질문들은 점점 더 중요한 주제로 떠오르고 있습니다.

실제로 자신의 나이보다 젊어 보이는 사람,

혹은 훨씬 나이 들어 보이는 사람을

우리는 주변에서 종종 맞닥뜨리곤 합니다.

우리는 몇 살일까?

"어머, 벌써 한 해가 다 갔어.", "이번 주는 왜 이렇게 길지?"와 같은 혼잣말을 우리는 몇 번이나 했을까요? 시간은 과연 고무줄 같은 걸까요? 생각에 따라 시간이 흐르는 속도가 다르게 느껴진다면, 실제 나이와 체감하는 나이도 생각에 따라 달라질 수 있을까요?

체감 나이

많은 사람들이 스스로를 실제 나이보다 더 젊다고 생각합니다. 사람들의 실제 나이와 그들이 체감하는 나이, 그리고 희망하는 나이 사이에는 상당한 차이가 있다는 사실이 여러 연구를 통해 밝혀졌습니다. 1950년대부터 이어진 조사에 따르면, 나이를 가늠하는 데 영향을 미치는 요인에는 네 가지가 있습니다. 바로 체감 나이와 외모로 느껴지는 나이, 행동으로 드러나는 나이, 주요 관심사와 연결되는 나이입니다.

'체감 나이'라는 개념은, 마케팅 분야에서 시니어 시장을 더 세분화하기 위해 처음 도입된 것입니다. 마케팅 전문가들은 실제 나이만으로는 그들의 소비 성향을 충분히 파악하기 어렵다고 느꼈고, 실제로는 사람들의 체감 나이에 따라 소비 양상이 달라진다는 점을 발견했습니다. 미시간 대학교 심리학과 연구진은 10세부터 89세까지의 50만 2,548명을 대상으로 '스스로를 몇 살이라고 느끼는지' 온라인 조사를 실시하였습니다. 그 결과는 놀라웠습니다.[1] 24세부터 27세 사이를 제외하면, 모든 연령대에서 실제 나이와 체감 나이가 일치하지 않았습니다. 30세 이상은 보통 실제 나이보다 두세 살 더 젊게 자신을 생각했습니다. 이밖에도 나이가 들수록 시간이 빠르게 흐른다고 느끼며 시간을 늦추고 싶어 하는 마음이 커지는 것으로 나타났습니다. 50세 응답자들은 자신을 40세 정도로 느꼈고, 희망 나이로는 37세를 꼽았습니다. "몇 살부터 늙었다고 볼 수 있을까요?"라는 질문에 대해서는 연령대별로 응답이 달랐습니다. 18세부터 29세 사이의 사람들은 60세라고 답했지만, 50세부터 65세 사이의 사람들은 72세라고 답했고, 65세 이상에서는 74세라는 답이 나왔습니다.

"혹시 나이가 멈춰 있는 것 같은 묘한 기분을 느껴본 적 있나요?"라고 묻거나 그런 경험에 대해 이야기하면 종종 "저도 그래요. 저도 나이가 들어가는 걸 잘 모르겠어요"라는 공감이 돌아올 때가 있습니다. 물론 "그래도 나이 드는 건 어쩔 수 없지요"라는 반응이 올 때도 있지요.

제가 마리나 카레르 당코스 Marina Carrère d'Encausse 가 진행하는 프랑스의 인기 프로그램 〈100세 인생〉에 패널로 출연했을 때의 일입니다.[2] 촬영 후, 함께 출연한 91세의 비비안 코제르 Viviane Cogère 씨가 이런 말을 했습니다. "몸은 늙었지만 마음만은 그렇지 않아요. 솔직히 젊다고 생각하지는 않지만 늙었다고도 생각하지 않습니다. 사실, 나이에 별로 관심이 없어요. 나이를 잘 느끼지 못하니까요." 이 말에 91세가 아닌 저도 깊이 공감했습니다.

저는 '네버 올드 Never old'의 줄임말인 '놀드 Nold' 세대에 속합니다. '영원히 늙지 않는 사람들'이라는 의미의 이 신조어는 나이를 잊은 45세부터 65세 사이의 사람들을 가리킵니다. 이들은 소셜 네트워크를 통해 '커뮤니티'를 형성하고 있습니다. 다국적 기업 다논Danone의 미래 전략/신사업부 담당자인 안 테베네아비톨Anne Thevenet-Abitbol과 건강/노화 부문의 담당자 샬롯 다르시Charlotte Darsy가 고안해낸 이 신조어는 스스로를 젊은 층도 노년층도 아니라고 느끼는 45세부터 65세 사이의 사람들을 가리킵니다. 두 전문가는 이 용어로 '나이 차별'에 맞서고 싶었다고 이야기했습니다. 나이가 든다는 것이 곧 늙음을 뜻하지는 않는다는 점을 강조하고 싶었던 거지요.

그들은 인스타그램과 페이스북 계정을 통해 놀드 세대를 위한 정보를 공유하고, '놀드레터Noldletter'라는 소식지를 발송하며, 2023년 12월 초에는 공식 웹사이트 'noldneverold.com'을 열었습니다. 현재 이 커뮤니티의 SNS 팔로워는 6만 명을 넘었고, 소식지 구독자 역시 6만 8천 명에 달합니다.

기업들은 이 연령대의 욕구를 이해하고자 노력하고 있습니다. 현재 놀드 웹사이트에서는 수면, 기억력, 영양과 관련된 웰빙 코칭 프로그램을 제공하고 있으며 향후 맞춤형 신제품도 출시할 예정입니다. 비록 상업적 접근으로 시작되었지만, 이러한 활동은 사회적으로도 큰 의미를 지니고 있습니다. 40세부터 55세의 프랑스인 대다수가 이 범주에 속하며, 자신을 '젊은이'나 '늙은이'라는 틀에 가두는 것을 거부합니다. 이들은 '건강하게 나이 들기'를 추구하며, 남녀 모두 삶과 시간의 흐름을 긍정적으로 받아들입니다. 현재를 최대한 즐기면서 변화하는 세상과 계속 이어져 있기를 원합니다. 주름과 흰머리가 늘어나도 유쾌하게 받아들이고, 적극적으로 살면서 주변 세상과 열린 마음으로 소통하고자 합니다. 그들은 자신의 나이를 스스로 결정합니다. 이는 나이를 먹는다는 게 단순히 늙어간다는 게 아니라는 것을 보여주는 좋은 예입니다.

시간은 각자의 주관에 따라 다르게 흐릅니다. 흥미롭게도, 이렇게 시간을 주관적으로 느끼는 것에도 생물학적 근거가 있다는 사실이 과학적으로 밝혀졌습니다. 생물학적 노화는 인식에 영향을 미칩니다. 뿐만 아니라 좋은 방향으로 생각하고 미래를 낙관적으로 보는 것도 건강에 큰 영향을 미칩니다. 특히, 자신을 젊다고 느끼는 사람들은 시간이 흐를수록 더 건강한 삶을 사는 경향이 있었습니다. 우울증 증상과 치매 위험이 낮았으며, 건강한 상태로 더 오래 살 확률이 높았습니다.

하이델베르크 대학교는 연구를 통해 스스로를 '젊게 느끼는 것'이 건강에 확실히 긍정적이라는 결과를 확인했는데, 그 결과는 태어난 시대에 따라 조금 다르게 나타났습니다.[3] 연구팀은 1996년부터 2020년까지, 무려 24년 동안 40세부터 85세 사이의 성인 약 1,500명을 추적 조사했습니다. 조사 결과, 출생 연도가 빠를수록 자신을 실제 나이보다 젊게 느끼는 비율이 낮았고, 반대로 교육 수준이 높을수록 자신을 더 젊게 인식하는 경향이 있었습니다. 또한, 평균적으로 여성은 남성보다 자신을 더 젊게 생각했습니다. 개인차는 있었지만 응답자들은 평균적으로 자신의 실제 나이보다 11년 정도 자신을 더 젊다고 느꼈습니다. 자신을 '젊다'고 여기는 사람일수록 삶에 더 만족하고, 인지 기능을 유지하며, 당뇨, 암, 심혈관 질환과 같은 11가지 만성 질환의 발생률과 사망률이 적었습니다. 결국, 마음속으로 젊다고 생각하는 것만으로도 노화를 늦출 수 있다는 사실이 입증된 셈입니다. 언론에서는 이 연구 결과에 크게 주목하지 않았지만, 사실 이것은 우리 삶에 매우 중요한 메시지를 전해주고 있습니다.

실제 나이

나이는 매년 생일을 기념하는 숫자로, 인생의 시간표를 작성할 때 하나의 기준이 됩니다. 이것이 바로 '실제 나이'입니다. 일종의 기준이자 표식으로 볼 수 있습니다. 이 나이는 한 방향으로만 흐르며, 우리가 자신을 소개할 때 이야기하는 유일한 나이입니다. 이 나이를 기준으로 우리는 1세 때 걷고, 12세 때 사춘기를 겪으며, 16세 때 고등학교에 입학하고, 19세 때 성인이 되어 투표 자격을 얻습니다. 그리고 65세가 되면 연금을 받습니다. 숫자는 깔끔하고 명확하며 구분이 확실합니다. 우리는 모두 실제 나이를 가지고 있고, 때가 되면 각각의 기준이 되는 특정 나이를 넘어갑니다. 국가가 사회를 구성하고 조직할 때 국민들의 실제 나이는 필수적인 자료가 되며, 인구 통계학자는 이 나이를 바탕으로 기대 수명이나 사망률을 계산하고, 그것을 건강 상태나 질병 등의 다양한 변수와 연결시킵니다. 그러나 앞서 언급했듯이, 실제 나이는 혈관이 노화한 정도를 정확하게 보여주지 않습니다. 우리가 얼마나 빠르게 또는 천천히 노화하고 있는지는 반영하지 않습니다. 노화 속도를 파악하려면 오히려 시간에서 한 걸음 떨어질 필요가 있습니다. 심지어 실제 나이 70세와 신체 나이가 일치한다 해도, 오늘날의 70세는 지난 세기의 70세와는 다릅니다. 의학, 영양, 위생 등 여러 분야의 발전 덕분에 100년 전 태어난 사람보다 신체를 훨씬 덜 소모하기 때문입니다.

신체 나이

진짜 나이를 평가하려면 '신체 나이' 또는 '생물학적 나이'와 같은 더 구체적인 평가 기준이 필요합니다. 이 두 개념은 건강 상태를 반영합니다.

만약 같은 연령대의 사람들보다 노화가 느리게 진행되고 있다면 이는 다른 사람들보다 더 건강하다는 뜻입니다. 이런 사람은 나이가 들면서 당뇨병, 심혈관 질환, 신경퇴행성 질환 등의 발생 위험이 낮고, 기대 수명은 더 깁니다. 따라서 나이에 따라 쇠퇴하는 신체의 기능을 반영해 진짜 나이를 평가하는 일은 매우 중요합니다. 이를 통해 노화로 인한 치명적인 질병의 발생 가능성을 예측할 수 있습니다.

각국의 기대 수명과 만성 질환, 사망 원인을 분석한 한 흥미로운 연구가 있습니다. 30년 전에 시작된 '세계 질병 부담Global Burden of Disease' 보고서는 질병이나 사망 원인 같은 특정 지표를 바탕으로 신체 나이를 예측하는 연구입니다. 이 보고서는 1990년부터 현재까지 204개국에서 발생한 질병과 사고를 370개로 분류한 뒤, 그로 인해 발생하는 영향을 3,500개로 추정합니다. 신체적, 정신적 장애를 겪은 기간과 조기 사망 연령과 같은 세부 자료도 추가되었습니다. 이 자료는 매년 갱신되고 있는데, 2010년 이후 1,842개의 과학 논문이 이 보고서를 바탕으로 발표되었습니다. 이를 통해, 각 나라 국민의 실제 나이와 신체 나이의 차이를 계산하여 순위를 매긴 결과, 일부 국가에서는 신체 나이가 실제 나이보다 평균적으로 젊게 나타났습니다. 일본, 스위스, 프랑스가 상위권을 차지했고, 파푸아뉴기니, 마셜 제도, 아프가니스탄이 하위권을 기록했습니다.[4] 즉, 실제 나이와 신체 나이의 상관관계가 생각보다 적다는 사실이 이 분석을 통해 드러났습니다.

신체 나이는 신체 조직의 기능과 생물학적인 상태를 반영합니다. 의사는 혈액 검사를 통해 신체의 주요 기능에 이상이 있는지 확인하고, 이를 바탕으로 신체 나이를 간접적으로 평가할 수 있습니다. 이러한 검사를 통해 나이에 따라 일반적으로 상승하는 특정 지표를 추적할 수 있고, 환자의 혈압이나 혈당 수치가 실제 나이보다 더 높은 연령대와 비슷하다면 심혈관 질환 위험을 경고할 수 있습니다. 반대로 운동선수처럼 심박 수가 분당 40회가 나온다면 감탄할지도 모릅니다. 스포츠 전문의는 질병보다는 신체 기능에 더 집중하기 때문에 이러한 지표에 더욱 민감하게 반응합니다. 또한, 생리학 전문의나 노인의학 전문의는 이동 능력, 근력, 최대 산소 섭취량 VO2Max* 등 기능 저하와 관련된 지표를 바탕으로 건강 상태를 평가합니다. 하지만 이러한 검사가 매우 정밀하다고 보기는 어렵습니다.

노화 속도를 추적하고 평가할 때는, 세포 수준의 지표를 바탕으로 '생물학적' 나이를 측정하는 것이 가장 정확합니다. 생물학적 나이는 실제 나이와 일치할 수도 있고, 차이가 날 수도 있습니다. 생활 방식이 노화를 가속하거나 늦추

---

* 신체 활동을 최대 강도로 할 때 우리 몸이 1분간 흡입하고 사용할 수 있는 최대 산소량. 유산소 운동의 지표로, 운동 강도가 높아지면 산소 섭취량이 증가한다. 이때 산소 섭취량이 높을수록 심장 혈관의 내구성이 좋다는 뜻이다.
(옮긴이 주)

는 데 결정적인 역할을 하므로 이 두 나이는 완전히 다르게 나타날 수 있습니다. 막연한 예상에 불과했던 이 초기 가설은 이제 과학적으로 입증되었습니다. 노화와 관련된 생물학적 원리와 특정적인 변화, 그리고 이 변화를 조절하는 방법도 밝혀졌습니다. 시간의 흐름을 늦추거나 되돌리는 일이 점점 더 현실이 되어가고 있습니다. 그러니 더 이상 노화는 피할 수 없는 것이 아닙니다.

다음 장에서는 우리가 어떻게 나이 드는지, 어떻게 노화를 측정하고 그것에 대응할 수 있는지 살펴보겠습니다.

노화의 작동 원리

우리는 왜 늙어 갈까요? 나이 드는 것은 어쩔 수 없는 일이니 굳이 고민할 필요 없다고 생각하고 있나요? 사실 이런 생각은 비단 혼자만의 것은 아닐 것입니다. 대부분의 의사, 심지어 노인의학 전문의조차 노화의 이유에 대해서는 그다지 궁금해 하지 않으니까요. 의사들은 노화로 발생한 질병을 분석하고 치료하느라 이미 충분히 바쁘니 말입니다.

노화란, 말하자면 세포가 나이 드는 현상입니다. 이 과정에서 특정 유전자는 핵심 역할을 합니다. 노화와 관련된 유전자 연구는 약 30년 전부터 시작되었습니다. 그리고 지난 20년 동안 유전체 분석 기술이 더욱 정확해지고 빨라지면서, 노화에 대한 연구도 꾸준한 진전을 이루어 왔습니다. 더불어 노화의 작동 원리도 조금씩 밝혀졌고요.

지구상의 생물은 종마다 수명이 다릅니다. 인간이 영원

히 살지 못하는 이유는 재생산(번식)을 통해 생존하도록 진화해왔기 때문입니다. 인간이 속한 포유류는 모두 재생산 방식을 따릅니다.

생물학자 조지 C. 윌리엄스George C. Williams가 1957년에 정리한 이론인, 적대적 다면발현Antagonistic pleiotropy에 따르면, 진화 과정에서 노화 유전자가 사라지지 않은 이유는 그것이 생물체에 해를 끼치기 전까지는 재생산에 도움이 되기 때문입니다. 이처럼 노화 유전자는 양면성을 지니고 있습니다. 초기에는 긍정적으로 작용하다가 시간이 흐를수록 해가 되는데, 즉 노화 유전자는 생물체의 번식 능력을 촉진시키고 번식 기간이 끝나면 노화를 촉진시킵니다. 그러니 노화는 결국 생식 능력 향상을 위해 지불하는 대가로 볼 수 있습니다.[5] 버밍엄 대학교 분자생물학과에서 노화를 연구하는 주앙 페드로 드 마갈량이스João Pedro de Magalhães 교수는 더 나아가 포유류가 이렇게 진화한 것은 공룡과 관계있다는 가설을 내놓았습니다.[6] 중생대 1억여 년 동안 포유류가 먹이 사슬의 최하위에 머무르게 되면서, 장수에 필요한 효율적인 회복 및 재생과 관련된 유전자는 도태되었습니다. 대신 빠른 번식과 관련된 유전자가 자연 선택되었습니다.

하지만 오늘날, 생존 경쟁에서 인간이 특별한 자리를 차지하게 되면서 상황은 복잡해졌습니다. 수천 년 동안 인간은 천적을 해치우고, 기근과 전염병에 대처하고, 과학과 의학을 발전시켜 생존을 수월하게 만들었습니다. 이제 인간의 수명은, 자연 선택이 아닌 인간의 고유한 능력, 즉 미래를 예측하는 능력에 달려 있게 된 것입니다.

유전자의 역할

우리 몸을 구성하는 220가지 세포 유형이 배아 발달 과정에서 이미 정해지듯, 노화도 미리 계획된 과정이라고 생각할 수 있습니다. 하지만 아닙니다. '노화가 계획된 과정이 아니라는 것'에 과학자들 모두가 동의하는 바입니다.

각 세포의 기능과 생리 작용은 유전자 발현에 의해 결정되며, 이 과정에서 유전자는 후성유전적 영향을 받습니다. 노화 현상은, 세포 내의 유전자가 제대로 작동하지 않거나 후성유전체의 조합이 제대로 작동하지 않을 때 일어납니다. 하지만 이 두 요인이 노화에 미치는 영향력은 각각 다릅니다.

  유전자가 장수에 얼마나 중요한 역할을 하는지 확인하는 연구는 수없이 이어져 왔습니다. 그만큼 유전자의 중요성은 오랫동안 논쟁의 대상이었습니다.[7] 초기 대규모 집단 연구에서는, 유전자와 수명 사이의 연관성을 약 30%로 추정했습니다.[8] 이후 덴마크 남부 오덴세 대학교 전염병학자 카레 크리스텐센Kaare Christensen이 스웨덴과 덴마크, 핀란드에서 1870년~1910년 사이에 태어난 쌍둥이 약 2만 명을 조사하여 이란성 쌍둥이와 일란성 쌍둥이의 수명 차이를 비교했습니다.[9] 그 결과, 유전자가 수명에 미치는 영향력은 25~30%에 불과하며, 나머지 70~75%는 환경과 생활 습관에 달려 있다는 사실이 드러났습니다. 또한, 유전자의 영향력은 60세 이후에 나타나며, 60세를 넘기 전에는 유전적 요인이 크게 작용하지 않는다는 사실이 밝혀졌습니다. 이후 또 다른 대규모 인구 조사에서는, 유전자가 수명에 미치는 영향력이 11%~16%라고 나왔고, 이것은 그동안 유전자의 역할이 과대평가 되었다는 것을 보여주었습니다.[10] 최신 연구에서는 이 비율이 더 낮아졌는데, 이제 유전자는 수명에 관해 7% 이하의 영향력을 갖는 것으로 추정됩니다.[11]

즉, 유전자보다는 올바른 생활 습관과 좋은 환경이 70대까지의 건강에 결정적인 역할을 한다는 의미입니다.

먼저 '유전적' 요인과 '후성유전적' 요인을 구분해 살펴보겠습니다. 이 두 요인은 인체의 모든 기능을 조절하는데, 이것이 노화가 사람마다 다르게 나타나는 가장 큰 이유이기도 합니다.

유전체는 세포가 우리 몸을 만들고 작동할 때 가장 기본이 되는 유전 물질입니다. 유전체는 모든 유전 정보를 DNA 형태로 저장합니다. DNA는 히스톤 단백질에 감싸인 채 세포핵 속에서 염색체를 이루고, 이러한 염색체는 세포 분열 시 딸세포에 유전 정보를 전달합니다. 각 세포에는 모든 유전적 유산, 즉 부모에게서 물려받은 염색체 23쌍과 단백질 코딩 유전자 약 2,200개가 포함되어 있으며, 이 유전자의 생화학적 특성이 생명체의 모든 활동을 조절합니다.

진화 과정에서, 노화와 관련된 유전 프로그램이 자연 선택되었을 가능성은 전혀 없습니다. 이 점에 대해서는 과학계의 견해가 일치합니다. 그렇지만 유전자가 노화에 영향을 미치기는 합니다. 수명이 약 20일에 불과한 예쁜꼬마선

40

충C. elegans부터 3년 넘게 사는 생쥐까지 다양한 동물로 실험한 결과, 특정 유전자의 활성화 또는 비활성화는 서로 다른 세포의 기능과 연관되어 있으며, 이는 수명에도 영향을 미친다는 게 밝혀졌습니다.[12]

한편, 같은 유전 정보를 가지고 있는 세포라도 모든 유전자가 똑같이 발현되지는 않습니다. 근육 세포는 피부 세포와 다르고, 심장 세포는 췌장 세포와 다릅니다. 즉, 심장 세포는 췌장 세포와 달리 인슐린을 합성하지 않습니다. 배아 발달 과정에서 후성유전체가 유전체를 각각 다르게 조작하여, 각 세포마다 고유한 정체성을 가지게 되었기 때문입니다.

후성유전체는 유전체보다 더 복잡한 방식으로 우리 몸의 기능을 복합적으로 조절합니다. 후성유전체 때문에 모든 세포는 같은 유전 정보라도 동일하게 사용하지 않습니다. 후성유전체는 특정 세포에서 한 유전자를 다른 유전자보다 먼저 발현되도록 할 수 있고, 이러한 후성유전적 변화는 환경에 의해 유도될 수 있습니다. 또한, 세포는 다양한 신호를 끊임없이 받아들입니다. 배아 형성 과정에서도 이러한 모습이 관찰되는데, 세포는 자신의 위치나 주변 세포와의 상호작용을 통해 특정한 역할을 하도록 분화됩니다. 혹은 식습관이나 자외선 노출, 오염 물질과 같은 외부 요인이 후성유전적 변화를 유도하여 세포의 활동을 조절할 수도 있습니다. 동일한 유전체를 가진 쌍둥이라도 각각 다른 환경에서 살게 되면 생리적 차이가 나타나는 게 바로 이러한 이유 때문입니다.

환경으로 인해 특정 신호가 발생하여 유전자 발현이 바뀔 수는 있지만, 유전자 서열에는 영향을 줄 수 없습니다. 때문에 후성유전적 변화는 일시적입니다(물론 변화를 유발하는 신호가 사라진 후에도 그 변화가 지속되는 경우도 있습니다). 후성유전학은 시간적 차원을 포함하며, 그것은 일종의 '노화 기억'으로써 생물체의 '삶의 역사'를 반영합니다.

'후성유전적' 변형은 유전자 조절에 영향을 미치지만, DNA 서열에 영향을 미치는 돌연변이와는 다르게 DNA 서열 자체를 바꾸지는 않습니다. 이것은 후성유전적 변화가 가역적일 수 있다는 사실을 보여줍니다. 이 사실이 중요한 이유는, 이것이 노화를 늦추거나 되돌릴 수 있는 가능성을 열어주기 때문입니다.

후성유전적 변화는 DNA나 DNA 구조를 형성하는 단백질에 화학적 표지가 결합하면서 발생합니다. 유전자는 다양한 단백질 복합체에 접근함으로써 발현되는데, 화학적 표지 때문에 단백질 복합체에 접근하지 못하게 되면 유전자 발현이 어려워집니다. 참고로, 염색체에 있는 DNA의 길이는 약 2미터로, 세포 하나에 들어 있으며, 세포 분열 시 딸세포의 핵 안에서 재포장됩니다. 여기서 핵의 지름은 0.01밀리미터에 불과합니다.

결론적으로, 세포의 작동 과정을 조절하는 후성유전체가 제대로 작동하지 않을 경우 이상 상태가 발생할 수 있으며, 이는 질병의 발달과 진행으로 이어질 수 있습니다. 정상 세포가 암세포로 바뀌는 과정이 그 대표적인 예입니다. 따라서 '후성유전적' 조절은 세포의 노화 과정에서 매우 중요한 역할을 담당합니다. 이러한 발견은 세포 노화를 되돌릴 가능성을 열어주었으며, 후성유전체를 초기화하는 것을 통해 젊음을 되찾는 연구의 출발점이 되었습니다.

세포 변형

많은 동료 과학자들과 마찬가지로 저 역시, 노화는 다양한 요인이 복합적으로 작용해서 일어나는 생물학적 과정이라고 학생들에게 설명해 왔습니다. 노화의 원인이 다양하다는 뜻이기도 했지만, 한편으로는 원인과 결과가 복잡하게 얽혀 있는 탓에 그 과정을 설명하기가 몹시 어렵기 때문이기도 했습니다.

노화를 연구하는 과학자라면 누구나 이러한 난관에 부딪힙니다. 사실 노화의 본질을 명확히 밝히기 위해서는 원인과 결과의 복잡한 실타래를 먼저 풀어내야 합니다. 그런데 다행히도 노화로 인한 세포와 조직, 장기의 문제를 분석하고 분류하는 과정 속에서 몇 가지 공통적인 특징이 발견됐습니다.

여러 연구실에서 세포 실험과 동물 실험을 거듭한 끝에 2013년에 획기적인 논문 하나가 발표되었고, 이것은 과학자들에게 폭넓은 지지를 받았습니다. 이후 10년간 그 연구는 계속 발전하여, 훨씬 세부적이고 완성도 높은 결과들이 발표되기에 이르렀습니다.[13]

오랫동안 노화의 특성은 9가지로 정의되었고, 그것이 인체에 어떤 영향을 미치는가가 중요한 연구 주제였습니다. 그러나 최근의 연구를 통해 노화의 특성은 12가지

*로 확대되었습니다. 세포 내의 분자 수준, 조직과 장기를 포함한 전신의 세포 기능 변화를 통해 노화 상태를 정의할 수 있는데, 연구진이 발표한 기준은 다음과 같습니다.

"첫째, 각 특성은 자연스러운 노화 과정에서 발생해야 하며, 생리학적으로 설명될 수 있어야 한다. 둘째, 실험을 통해 특정 특성을 촉진하면 노화가 가속되고, 반대로 이를 억제하거나 예방하면 노화 속도가 느려져야 한다."

하지만 이러한 특성들은 노화가 진행될수록 점차 뒤엉킨 채 상호작용을 하기 때문에 연구하기가 더욱 어려워집니다. 이에 따라 연구진은 세포 손상을 우선순위에 따라 세 단계로 분류했습니다. 첫 번째는 기본 변형입니다. '기본 변형'은 노화의 다른 특성들을 촉발하기 때문에 시간이 흐를수록 해로운 결과가 쌓입니다. DNA 손상, 단백질의 품질 관리 기능 저하로 인한 단백질 손상, 염색체 보호막 역

---

* 로페스 오틴이 2013년에 정리한 노화의 9가지 생물학적 특성은 다음과 같다. 1. 유전자 불안정성 2. 텔로미어의 길이 단축 3. 후성유전적 변화 4. 단백질 항상성 상실 5. 영양소 감지 기작 불균형 6. 미토콘드리아의 기능 저하 7. 세포 노화 8. 줄기세포 고갈 9. 세포 간 신호 전달 붕괴. 그 후 2023년에 3가지 특성이 더 첨부되었는데, 10. 만성 염증 11. 장내 미생물 불균형 12. 물리적 특성 변화 가 그것이다. (옮긴이 주)

할을 하는 텔로미어Telomere의 단축, 유전자 발현 방식에 영향을 끼치는 후성유전적 변화가 여기에 속합니다. 이러한 손상을 상쇄하고자 하는 '보상' 반응도 일어나는데, 이러한 보상 반응 역시 시간이 지날수록 오히려 세포에 해로운 영향을 끼쳐서 세포의 노화를 부릅니다. 원래 세포 노화는, DNA가 손상될 때 나타나는 긍정적인 방어 기제입니다. 손상된 세포가 종양으로 발전되는 것을 막아주기 때문입니다. 그러나 시간이 흐르면서 이 노화 세포가 염증 유발 인자들을 분비하여 주변 조직에 해를 끼치게 됩니다. 에너지를 생성하는 소기관인, 미토콘드리아의 기능 장애나 영양소 감지 및 조절 기능의 이상이 여기에 속합니다. 마지막으로, 앞선 손상이 지속적으로 축적되어 조직 내에서 수리 및 조절 기능이 더 이상 작동하지 않을 때 최종 변형이 발생합니다. 조직의 복구를 담당하는 줄기세포의 고갈이나 세포 간 소통 체계의 손상이 여기에 속합니다. 이 과정을 요약하면, 유전체 손상으로 인해 세포 노화가 촉발되고, 이때 노화된 세포가 다른 세포 간의 소통을 방해하는 물질을 분비하면서 조직의 노화를 가속시킨다고 정리할 수 있습니다.

물론 이러한 특성이 밝혀진 덕분에 노화 상태를 감지하고 평가할 수 있게 되었으니, 노화를 조절하여 건강하게 오래 사는 방법을 연구하는 출발점이 되었다고도 볼 수 있습니다.

저는 이 중에서 특히 세포 노화의 증가와 후성유전적 탈프로그래밍에 대해 2006년부터 집중적으로 연구해 왔습니다. 이제 그 이유를 설명해 드리도록 하겠습니다.

세포 재생의 감소

나이가 들면 조직에서 변화가 일어납니다. 세포의 재생 능력은 이 과정에 어떤 영향을 미칠까요? 나이가 들수록 세포의 재생 능력은 점차 감소하게 될까요? 만약 그렇다면, 조직의 세포 재생 능력을 조절해서 노화를 늦출 수도 있지 않을까요? 1960년대 이전에는 척추동물의 세포가 무한 증식한다고 믿었습니다. 그러나 미국의 생물학자 레너드 헤이플릭Leonard Hayflick과 폴 무어헤드Paul Moorhead가 이 환상에 마침표를 찍게 됩니다.[14] 1961년, 그들은 배아 세포를 배양해 세포 분열 횟수가 제한적이라는 사실을 증명했습니다. 몇 달간 세포를 직접 배양해본 결과, 세포의 증식 속도가 점차 느려지다가 결국 멈춘다는 사실을 알아낸 것입니다. 증식이 멈추자 세포의 형태와 대사 활동에 변화가 나타났고, 세포는 복제노화 상태에 돌입했습니다. 헤이플릭 박사는 세포의 분열 횟수가 제한적이라는 것을 확인한 후, 이것을 생명체의 정상적인 노화 과정에서 발생하는 현상이라고 설명했습니다. 즉, 세포가 분열할 때 효소 복합체는 염색체를 복제합니다. 하지만 염색체 끝에 있는 마지막 뉴클레오타이드인 텔로미어는 복제할 수 없습니다. 따라서 세포가 분열할 때마다 텔로미어는 불완전하게 복제되면서 점점 짧아지고, 텔로미어가 일정 길이 이하로 짧아지면 염색체 말단을 보호하는 기능이 사라져서 유전체의 안정성이 떨어지게 됩니다. 이에 대한 반응으로 세포는 분열을 멈추고 복제노화 상태에 들어가는 것입니다. 텔로미어가 세포의 분열 횟수와 세포의 수명을 결정하는, 이른바 세포의 '시계' 역할을 담당한다는 이 개념은 1990년대에 이렇게 등장했습니다.[15]

대부분의 노화된 조직에서는 텔로미어가 짧아지지 않도

록 보호하는 효소인 텔로머레이스Telomerase가 분비되지 않습니다. 그러나 실험용 생쥐를 대상으로 한 연구를 통해 텔로머레이스를 재활성화할 수 있다는 게 밝혀졌고, 이로써 나이가 들어 손상되었던 조직의 재생을 촉진하고 수명을 연장할 수 있는 가능성이 처음으로 열리기 시작했습니다.[16]

1995년에는 처음으로 생체 내에서 노화 세포가 확인되었습니다.[17] 생화학자이자 노화 생물학 교수인 주디스 캠피시Judith Campisi 연구팀이 인간의 피부 조직을 채취해 노화 세포를 확인하였고, 나이 든 사람일수록 자외선에 더 많이 노출되었기 때문에 노화 세포가 더 많다는 결론을 내렸습니다.

복제노화가 진행되는 과정 외에도 세포의 노화를 일으키는 요인은 다양합니다. 그중 한 요인이 스트레스입니다. 복제노화는 세포의 증식 능력이 고갈된 후 발생하는 반면, 스트레스성 노화는 '조기' 노화에 해당합니다.

최근 여러 연구팀은 노화가 진행되는 동안, 다양한 유전자가 과발현된다는 사실을 발견했습니다. 이 중 일부 유전자는 주변 세포와 환경을 손상시키거나, 심지어 이웃 세포의 노화를 유도하는 단백질을 만들어 내기도 했습니다. 일종의 노화 전파인 셈입니다. 예를 들어, 피부의 섬유아세포가 노화하기 시작하면 세포는 손상 복구 작용을 촉진시키는 동시에, 손상된 조직에 염증을 유발하는 분자를 보냅니다. 이때의 염증 반응은 긍정적인 역할을 합니다. 면역 체계가 세포의 손상을 찾아내고 노화된 세포를 억제하여 염증의 원인을 제거하도록 만들기 때문입니다. 그러나 노화된 세포가 줄기세포와 가까운 위치에 있으면 줄기세포의 기능을 방해하고 줄기세포마저 노화하게 만들 수 있습니다. 즉, 줄기세포의 재생 능력과 손상된 조직을 복구하는 능력을 떨어뜨려 결국 줄기세포도 노화하게 만듭니다.

후성유전적 요인

환경이 노화와 조직의 기능에 미치는 영향이 밝혀지면서, 후성유전적 변화는 노화의 중요한 특성으로 자리 잡았습니다. 저 역시도 유전체 탈프로그래밍이 노화의 핵심 열쇠라는 가설을 세우고 이러한 연구에 집중하고 있습니다.

후성유전체에 남은 흔적은 신체 나이를 보여주는 지표로 작용합니다. 후성유전적 변화는 유전자 발현에 영향을 미치고, 그것을 되돌릴 수 있는 가능성은 상황에 따라 달라집니다. 또한 세포 분열 후에도 오랜 시간 동안, 심지어 여러 세대에 걸쳐 영향을 미칠 수도 있습니다.

후성유전적 변화는 다양한 생리적 과정을 조절하는 데 중요한 역할을 합니다. 후성유전적 변화가 일어날 때, 유전자 발현이 잘못 조절되거나 잘못된 화학적 표지가 추가되면 유전자가 비정상적으로 활성화되거나 비활성화되어 질병으로 이어질 수 있습니다. 이때 후성유전적 변화는 특정 유전자의 발현을 막기도 하고, 반대로 잠자고 있던 유전자를 다시 활성화시킬 수도 있습니다.

쌍둥이를 대상으로 한 다양한 연구가 진행되면서, 생애 초기에는 유전자 발현에 중요한 역할을 하는 메틸화 표지가 비슷하지만 나이가 들수록 점점 더 차이가 생긴다는 사실이 밝혀졌습니다. 그리고 이러한 결과를 바탕으로, 후성유전적 표지는 시간에 따른 변화를 반영하며 이것을 생물학적 나이의 서명으로 볼 수 있다는 가설이 제기되었습니다. 또한, 어린 시절 떨어져 지냈던 쌍둥이에게서 이 메틸화 표지 차이가 두드러지게 나타난다는 사실 또한 밝혀졌습니다. 이것은 유전자보다는 생활 방식이 후성유전적 표지에 더 큰 영향을 미친다는 것을 말해줍니다. 이것을 뒷받침하는 또 다른 예로, 어린 시절에 지속적으로 스트레스를 받으면 코르티솔cortisol과 같은 스트레스 호르몬이 후성유전체를 변화시켜, 이후 노화와 관련된 질병의 발생 가능성을 높인다는 연구 결과가 있습니다.[18]

수명에 긍정적 또는 부정적 영향을 미치는 다양한 요인이 후성유전체에 영향을 미친다는 가설은 이제 사실로 받아들여집니다. 특히, DNA 메틸화Methylation는 여기에서 중요한 역할을 합니다. 즉, '노화'나 '건강'과 관련된 후성유전적 요인은 세대를 넘어 전해질 수 있습니다. 이것은 장수하는 가족들에게서 특정 유전자나 돌연변이를 찾아보기 힘든 이유를 어느 정도 설명해줍니다. 그러나 가족 중에 장수한 사람이 없다고 해서 100세를 넘기기 어렵다는 이야기는 아닙니다. 생명 과학 연구를 통해 후성유전적 표지가 가역적이라는 사실이 밝혀졌기 때문입니다. 즉, DNA에서 메틸화된 부분이 있더라도 탈메틸화Demethylation 역시 가능하다는 뜻입니다. 나이가 들면서 어떤 부분은 메틸화되기도 하고, 또 그중 일부는 다시 탈메틸화될 수도 있습니다. 환경과 식습관, 생활 방식이 이러한 변화에 직접적인 영향을 미치기 때문에 상황은 얼마든지 반전될 수 있습니다. 노화를 되돌릴 수 있다고 단정 짓기는 어렵지만, 그 가능성은 여전히 그리고 충분히 열려 있습니다.

다시 젊어질 수 있을까?

우주가 팽창하기 시작한 이래 시간은 한순간도 멈추지 않았습니다. 시간이 직선으로 흐르든 곡선으로 흐르든, 어느 쪽이든 간에 그 흐름을 멈출 수 있는 것은 없었기 때문입니다. 불과 15년 전만 해도 과학자들은 노화를 시간처럼 거스를 수 없는 것이라 여겼습니다. 하지만 아인슈타인의 상대성 이론에 따르면 시간은 장소에 따라 다르게 흐릅니다. 지구상에서 어떤 곳의 시간은 더 빠르게, 또 어떤 곳의 시간은 더 느리게 흐른다는 것이지요. 원인은 다르지만, 이러한 상대성은 노화 현상에서도 발견됩니다. 공간에 따라 시간이 다르게 흐른다는, 시간과 공간의 상대성 개념은 무척 흥미롭습니다. 언뜻 보기에는 노화 현상과 거리가 멀어 보이지만, 실은 두 가지 면에서 비슷한 점을 찾을 수 있습니다. 우리는 모두 같은 속도로 나이 들지 않는다는 점,

그리고 우리의 경험이 노화 속도에 영향을 미친다는 점에서 말입니다.

아인슈타인의 특수 상대성 이론에 따르면, 시간은 속도에 따라 다르게 흐릅니다. 처음 발표되었을 당시 충격에 가까웠던 이 이론은, 제 어린 시절의 벽시계와는 비교도 할 수 없을 정도로 정밀한 '원자' 시계에 의해 증명되었습니다.

초정밀 시계를 비행기에 신고 몇 시간 동안 비행한 뒤 확인해 보니, 지상에 있는 시계의 시간보다 몇 나노 초가 느리게 흐르고 있었습니다. 이것을 다르게 설명하자면, 초고속 로켓을 타고 우주여행을 다녀온 사람의 시간은 지구에 남아 있던 사람의 시간보다 조금 느리게 흐르기 때문에 좀 더 젊은 상태를 유지할 수 있다는 뜻이기도 합니다. 놀랍지 않나요? 그렇지만 이 이론을 현실에서 체감하기는 어려워 보입니다. 이 이론이 현실이 되려면 지금의 우주선보다 3만 배나 빠른 우주선이 필요하기 때문이지요.

특수 상대성 이론에 대한 이야기는 여기에서 끝나지 않습니다. 처음 이론이 발표되고 난 후 10년 뒤, 아인슈타인은 일반 상대성 이론으로 한 걸음 더 나아갔습니다. 이 이론에 따르면 시간은 중력의 영향을 받고 있으며, 우리가 사는 행성의 크기와 거리에 따른 중력의 크기에 따라 서로 다르게 흐른다고 합니다. 예를 들어, 산 정상에서의 시간은 바닷가에서보다 더 빨리 흐릅니다. 이것을 이렇게 말해보면 어떨까요? 어릴 때부터 산속에서 산 사람은 바닷가에서 산 사람보다 더 빨리 늙는다고 말입니다. 속도가 빨라지면 시간이 '느려지고', 중력이 약해질수록 시간은 '빨라진다'는 것이지요. 우주로 떠나 지구에서 멀어지면 생물학적 변화가 나타날 수밖에 없는 이유입니다.

그렇다면 우주에서는 우리 몸의 기능과 심장 박동, 세포는 어떻게 될까요?

존 글렌John Glenn이 1960년대에 지구를 세 바퀴 돈 이후로 지금까지, 약 600명이 우주를 다녀왔습니다. 하지만 그중 우주에서 300일 이상 머문 사람은 고작 8명뿐입니다. 따라서 미세 중력과 방사선, 우주 환경이라는 특수 상황에 장기적으로 노출되면 우리 몸에 어떤 변화가 일어나는지는 잘 알려지지 않았습니다. 2015년까지는 말입니다.

쌍둥이와 우주 실험

미국 항공우주국NASA은 동형접합성* 쌍둥이인 스콧 켈리Scott Kelly와 마크 켈리Mark Kelly에게 특별한 임무를 맡겼습니다. 유전적으로 동일한 이 쌍둥이는 둘 다 우주국에서 시험비행사와 우주비행사로 일하고 있었습니다. 하지만 비교 연구를 위해 1년 동안, 스콧은 국제우주정거장ISS에서, 마크는 지구에서 근무하기로 합니다.

추후의 차이를 비교하기에 완벽한 대상이었던 이 형제는 임무 시작 전, 다양한 검사를 받습니다. 그리고 스콧은 2015년 3월 27일에 우주로 떠났다가 2016년 3월 1일에 다시 지구로 돌아와 쌍둥이 형제와 재회했습니다.

스콧이 귀환한 지 3년 후인 2019년 4월 12일에, 과학학술지 《사이언스Science》에 스콧의 생리적, 인지적, 면역적, 유전적 변화를 분석한 결과가 실렸습니다.[19] 우주라는

---

* 수정란 하나가 분열해 두 개체로 발달한 일란성 쌍둥이의 경우에는, 두 개체가 거의 동일한 유전자를 갖는다. 따라서 대체로 동형접합성이다. 하지만 후성유전적 변화나 돌연변이가 있을 수 있으므로 모든 일란성 쌍둥이가 동형접합인 것은 아니다. (옮긴이 주)

특수한 환경으로 인해 스콧의 신체에 변화가 일어났고, 체중이 감소하고, 장내 미생물의 구성이 바뀌었으며, 인지 능력이 저하됐다는 결과였습니다.

우주정거장의 무중력 상태는 그의 시력에도 영향을 미쳤습니다. 미세 중력 때문에 시신경 주변의 뇌척수액이 늘어나 시력이 나빠진 것입니다. 또한, 혈액이 얼굴로 몰리면서 붓는 바람에 지구로 돌아왔을 때 스콧의 얼굴은 마크에 비해 훨씬 둥글게 변해 있었습니다. 시각도 변했고, 무중력 환경 때문에 근육량과 골밀도 역시 줄어들었습니다. 매일 운동을 했지만 지구에 있던 형제보다 근육량이 감소했습니다. 반면, 중력이 사라지자 척추가 이완되면서 키는 더 커졌습니다. 그러나 다행히도 이러한 변화는 지구로 돌아온 지 몇 달이 지나자 원래대로 돌아왔습니다. 동맥의 탄력성도 마찬가지였습니다.

또한 유전자에도 변화가 있었습니다. 우주에 체류하는 동안 약 1,500개의 유전자 발현이 바뀌었습니다. 특히 혈액 순환과 면역 체계 관련 유전자들이 수시로 '꺼졌다, 켜졌다'를 반복했습니다. 하지만 지구에 돌아온 후 대부분의 유전자는 안정을 되찾았습니다.

다시 말하자면, 우주여행은 노화를 앞당깁니다. 아인슈타인의 상대성 이론에 따르면, 스콧이 형제보다 약 0.01초 젊어졌다고 볼 수 있지만, 이는 순전히 이론적인 계산일 뿐입니다. 영화 〈인터스텔라Interstellar[20]〉가 그려낸 것처럼 우주여행은 우리를 젊게 만들어줄 것 같지만, 실상 현실은 반대입니다.

우주로 떠나기 전 쌍둥이 형제의 실제 나이는 같았습니다. 돌아온 후에도 실제 나이는 같았지만, 신체 나이는 많이 달라져 있었습니다.

1년간 미세 중력 환경에 노출된 결과를 종합하면, 스콧은 마치 지구에서 20년을 더 산 것 같은 상태가 되었습니다. 프랑스 우주비행사 토마 페스케Thomas Pesquet의 사례나 다른 우주인들의 체류 기록들, 지구에서 진행한 미세 중력 실험에서도 비슷한 결과가 나왔습니다.[21] 저런, 제가 미래의 우주비행사들에게 괜한 걱정을 안겨주고 있는 게 아닐지 모르겠네요. 현실이 이렇다면 화성 탐험은 분명 쉽지 않을 테니까요.

하지만 우리 몸은 다양한 변화 속에서 급격한 노화를 겪은 뒤에도 놀라운 회복력을 보여줍니다. 실제로 우주 임무를 마치자 변화된 유전자 발현의 90%가 원래대로 돌아왔고, 귀환 6개월 후에는 적절한 관리 아래, 생리 지표 대부분이 원래 수준을 되찾았습니다. 다만 유전체에 약간의 손상 흔적이 남았을 뿐입니다. 이 연구는 노화를 되돌릴 수 있으며, 젊어지는 것이 가능하다는 사실을 우리에게 보여줍니다.

노화의 작동 원리

노화를 늦추려는 시도가 동물 실험에서 잇달아 성공을 거두면서 그 가능성이 입증되었지만, 노화를 정말 피할 수 있는지, 노화를 멈추거나 되돌릴 수 있는지는 여전히 미지수였습니다. 이에 저는 2006년부터 '노화를 피할 수 있다'는 가설을 바탕으로 연구해 왔습니다. 세포 실험에서 시작해 동물 실험으로 점차 연구 범위를 넓혀갔지요.

한편 2007년에, 일본의 의학자 야마나카 신야Yamanaka Shinya의 연구팀이 성인의 피부 세포를 배아줄기세포와 유사한 줄기세포로 되돌리는 것에 성공했습니다.[22] 야마나카 교수는 이 실험으로 2012년에 노벨 생리의학상을 받았습니다. 배아줄기세포란 무엇일까요? 수정란이 배아가 되면 줄기세포가 만들어집니다. 이 줄기세포는 '전능성totipotent'을 지닌 초기 상태의 세포로, 아직 특정 세포로 분화되기 전입니다. 이 세포는 다양한 세포로 분화할 수 있는 '만능성pluripotent'을 지니고 있으며, 이것은 나중에 우리 몸을 이루는 220가지의 세포 유형을 만들어냅니다. 야마나카 교수는 이미 분화된 성인 세포를 '재프로그래밍'하여 배아 세포처럼 다양한 세포로 분화할 수 있게끔 만들었습니다. 이렇게 만들어진 세포가 바로 '유도만능줄기세포iPSC: induced Pluripotent Stem Cell'입니다. 이로써 인류는 처음으로 세포의 운명과 정체성을 실험실에서 통제하고 조절할 수 있게 되었습니다.

당시 야마나카 교수의 주된 관심사는 유도만능줄기세포를 세포 치료에 활용하는 것이었으며, 그의 연구는 지금까지 20년 동안 이어져온 세포 치료에 크게 기여했습니다. 세포 치료란, 사고나 질병, 노화로 손상된 조직의 기능을 되돌리기 위해 기능성 세포를 약물처럼 사용해 손상된 조직을 복구하는 치료입니다. 야마나카 교수의 연구 덕분에 당시 초기 단계에 불과했던 재생의학 연구도 활발해졌으니, 먼 미래에는 시력 회복이나 걷기 능력 회복, 사지 재생도 아주 불가능한 일은 아닐 것입니다.

더불어 2007년은 분자와 세포 수준에서 노화의 작동 원리 역시 막 밝혀지기 시작하던 때였습니다. 하지만 야마나카 교수의 논문이 발표되고 3년 뒤, 권위 있는 과학 학술지들은 노화 세포의 재프로그래밍은 불가능하다는 논문을 잇달아 실었습니다. 이 논문들은 '노화'와 '세포 노화'는 넘을 수 없는 생물학적 장벽이라고 주장했습니다.

그러나 2011년에 우리 연구팀이, 100세를 넘긴 고령자를 포함한 실험 참가자들의 노화 세포를 젊게 되돌리는 데 성공하면서 이 장벽을 허물었습니다. 세포는 마치 생애 초기 상태로 돌아간 듯했고,[23] 오랜 연구 끝에 얻은 이 성과는 생물학적 시계의 바늘을 되돌릴 수 있다는 제 가설을 입증해 주었습니다.

연구 결과를 발표한 뒤 기자들에게 받은 질문은 이것입니다. "세포는 이제 계속 젊은 상태를 유지하나요? 아니면 다시 노화하나요? 노화한다면 또다시 젊어지게 할 수 있나요?" 이에 저는 이론적으로는 한계가 없다고 조심스럽게 답했습니다.

늙지 않는 몸

세포 치료는 조직을 젊게 만드는 가장 유망한 방법으로, 그 원리는 간단합니다. 고령 환자의 세포를 재프로그래밍하고 재분화한 뒤 젊게 만든 상태로 다시 환자에게 이식하는 것입니다. 세포 기능 장애가 일으킨 노화 관련 질환에 이 방법을 적용해볼 수 있을 것입니다. 하지만 여전히 몇 가지 의문은 남아 있습니다. 노화된 조직이 세포 치료를 통해 정말 재생될 수 있을까? 기존 조직에 이식할 때 공간이 따로 필요하지는 않을까? 조직이 이미 많은 세포를 잃었는데, 이식을 위해 또다시 세포를 파괴하는 게 과연 바람직할까? 어떤 조직에 적용하는가에 따라 성공 여부가 달라지는 것은 아닐까? 안타깝게도 이런 질문들에 대한 답은 아직까지도 정해지지 않았습니다.

그래서 저는 과정을 더욱 단순화시키고자 세포를 만능성 상태로 바꾸지 않고도 젊어지게 하는 방법이 없을까 고민하기 시작했습니다. 다시 말해, 세포의 정체성을 유지하면서 '젊어지는 효과'를 얻을 수 있는 재프로그래밍 방법을 구상한 것입니다. 세포를 채취해 만능성 세포로 바꾸고 분화시켜 주입하는 대신, 조직이나 기관, 나아가 개체 전체를 어떻게 재프로그래밍할 수 있을지를 연구했습니다. 그리고 연구팀과 함께 이를 실현하기 위해 노력해왔습니다.

초기 연구에서는 세포 재프로그래밍으로 세포의 정체성을 지우고 노화의 흔적을 없앨 수 있다는 가설을 증명했습니다. 그리고 최근에는 같은 조건 아래서, 세포의 정체성은 유지하면서 개체 전체의 세포를 재프로그래밍할 수 있다는 것을 실험용 생쥐로 증명했습니다. 조직 전체에 '세포 회춘'이 일어난 것을 확인한 것입니다. 생쥐 실험의 결과를 인간에게 대입해보면, 청소년기 이후 이른 시기에 딱한 번만 재프로그래밍을 거쳐도 긍정적 효과가 최대 80세까지 이어진다는 의미입니다. 이 방식으로 노화로 인해 병에 걸린 생쥐의 수명이 15% 정도 늘어났습니다.[24] 더 나아가 재프로그래밍을 정기적으로 실시하자 건강 수명이 최대 30%까지 연장되었습니다.[25]

재프로그래밍이 전 생애에 걸쳐 동물의 생리적 기능을 개선한다는 사실은 눈여겨볼 만합니다. 재프로그래밍을 거친 실험동물은 근육량과 지방량을 잘 유지하였고 신진대사도 좋아졌습니다. 사람으로 치면 80세에 해당하는 나이에도 생쥐들은 건강하게 활발히 움직였으며, 피부의 탄력을 되찾았고, 폐와 신장의 섬유화, 관절염, 골다공증 같은 노화와 관련된 질환도 줄어들었습니다. 이러한 효과는 모든 조직에서 똑같이 나타났습니다.

　과학자들은 이 방법을 인간에게 적용하기에 앞서, 먼저 회춘으로 인한 생물학적 변화를 평가할 방법을 마련해야 했습니다. 따라서 생리적 상태를 보여주는 생물학적 나이를 간단하면서도 정확하게 측정하는 방법을 개발하는 것이 핵심 과제가 되었습니다. 생물학적 나이는 과학적, 의학적으로 중요한 의미를 갖기에 우리 연구실을 비롯한 많은 연구실이 이 도전에 뛰어들었습니다.

진짜 나이 계산하기

세계보건기구wHO에 따르면, 생물학적 나이는 식습관, 운동량, 유해 물질 노출, 스트레스, 방사선 노출 등 다양한 요인에 의해 결정됩니다. 특히 운동 부족, 나쁜 식습관, 흡연, 음주, 비만, 만성 스트레스 같은 좋지 않은 생활 습관은 노화를 가속시킵니다. 또한 암이나 대사질환 같은 가족력은 노화를 촉진하는 주요 위험 요인이 될 수 있습니다. 그러나 다행히도 이러한 노화 가속 요인 대부분은 관리와 조절이 가능합니다.

그렇다면 우리 몸의 진짜 나이는 어떻게 알 수 있을까요? 간단한 혈액검사만으로 골다공증, 잠재적인 제2형 당뇨병, 호르몬 불균형, 신장 문제 등 노화를 촉진하는 위험 요소들을 조기에 발견할 수 있다면 노화를 관리하기가 훨씬 쉬워질 것입니다. 다행히도 오늘날에는, 노화 진행 예측, 개인별 맞춤 관리와 치료로 노화의 속도를 늦출 수 있습니다. 물론 이를 위해서는 정기적인 혈액검사를 통한 건강관리가 필수적입니다.

내과 검사

흡연, 비만, 운동 부족의 요인이 있거나 특정한 나이를 넘긴 경우, 의사는 혈액검사를 통해 노화 관련 질환의 위험을 보여주는 생체지표를 확인합니다.

기본적인 혈액검사를 받아본 경험은 누구에게나 있을 것입니다. 가장 기본이 되는 것이 공복혈당 검사입니다. 공복 시 혈당이 126mg/dl 이상으로 두 번 연속 나오면 의사는 메트포르민Metformine 같은 혈당강하제 처방을 고려합니다. 혈당 수치가 높으면 포도당과 혈액 내 단백질이 결합하여 당화Glycation가 일어납니다. 이 과정에서 형성된 당화혈색소 수치는 전체 헤모글로빈 중 포도당과 결합한 헤모글로빈의 비율을 측정하여 알 수 있습니다. 이는 노화의 지표가 될 뿐 아니라 죽상동맥경화증과 같은 심혈관 질환의 위험을 높입니다.

또 다른 중요한 검사 항목은 콜레스테롤입니다. 특히 LDL 콜레스테롤은 혈관을 손상시키고 심근경색이나 뇌졸중의 위험을 높입니다. 보통 총 콜레스테롤이 220mg/dl 이하, LDL 콜레스테롤이 160mg/dl 이하, HDL 콜레스테롤이 40mg/dl 이상이면 정상 범위에 속합니다. 만약 이 수치를 벗어나면 의사는 스타틴Statine 을 처방하여 콜레스테롤 수치를 조절할 수 있습니다. 고혈압과 당뇨병은 주요 성인병의 위험 요인으로 잘 알려져 있습니다. 여기에 흡연, 비만, 운동 부족 같은 생활 습관이 더해지면 성인병 발생위험이 더욱 커지므로 평소 올바른 생활 습관을 갖는 것은 매우 중요합니다.

고혈압은 혈관 노화의 대표적인 신호이며, 각종 심혈관 질환을 일으킬 수 있습니다. 또한 혈압이 높으면 신부전이 올 수 있으며, 결과적으로 기대 수명을 단축할 수 있습니다. 보통 세 번 연속 측정했을 때 수축기 혈압이 140mmHg 이상이거나 이완기 혈압이 90mmHg 이상이면 고혈압으로 진단합니다.

일반적으로 성인의 평균 심박 수는 분당 72회 정도이지만, 이는 개인의 건강 상태나 체력에 따라 차이가 있습니다. 건강한 사람의 경우 보통 분당 60회 정도이며, 전문 운동선수는 분당 40회 정도를 유지하기도 합니다.

요약하자면, 콜레스테롤, 혈압, 혈당, 심전도 검사는 가장 기본적이면서도 중요한 건강검진 항목입니다. 이러한 검사를 통해 우리 몸의 생리적 변화를 파악하고, 질병을 조기에 발견할 수 있습니다. 물론 각 분야의 전문의는 정확한 진단을 위해 이외에도 다양한 검사를 활용할 수 있습니다.

신체 기능 검사

이른바 '스포츠 닥터'로 알려진 '생리학' 의사들은 개인의 신체 나이, 즉 진짜 나이를 평가하고 같은 연령대의 사람들과 비교하여 신체의 취약점을 찾아내는 정밀한 측정 방법을 개발해냈습니다. 이러한 취약점은 보통 노화가 진행되면서 나타납니다. 신체 나이는 우리 몸의 예비 능력을 측정하는 다양한 기능검사로 평가할 수 있는데 심폐기능, 뼈의 강도, 혈액 상태, 면역력 등 주요 생체기능을 측정하는 검사들이 여기에 해당합니다. 이러한 검사들은 다음 세 가지 조건을 만족해야 합니다.

"첫째, 나이에 따라 변화하는 수치여야 한다. 둘째, 최소한 하나 이상의 주요 생리기능을 대표할 수 있어야 한다. 셋째, 작은 변화도 감지할 수 있을 만큼 민감하고 반복 측정이 가능해야 한다."

대표적인 검사로는 혈관 탄성도 검사, 최대 산소 섭취량 검사, 체중 감량을 하는 사람이라면 꼭 하게 되는 체질량지수 검사가 있습니다. 이 검사들은 특히 심혈관 질환과 같은 특정 질병의 발병 위험도를 예측하는 데 유용합니다. 의사는 이러한 지표를 종합적으로 분석하여 향후 치료 방향을 결정합니다.

노년기 환자의 치료를 전문으로 하는 노인의학 분야에서도 또 다른 평가 방법이 개발됐습니다. 고령자의 경우 신체 기능 저하가 자립성 상실로 이어질 수 있기 때문에, 일반적인 혈액 검사 외에도 필수 신체 기능의 저하 여부를 평가해야 합니다. 예를 들어, 외발 서기 검사는 눈을 감고 한쪽 다리로 서 있는 시간을 측정하는 아주 간단한 검사지만, 평형감각과 관련된 전정기관, 중추 및 말초신경계, 근골격계 상태를 동시에 평가할 수 있습니다.

하지만 현실적으로 노인의학 전문의의 개입은 대부분

(너무) 늦게 이루어지는 경향이 있습니다. 예를 들어, 고관절 골절이 발생한 후 재활 치료를 시작하는 것보다 골절이 일어나기 전에 노화 진행 상태를 파악하고 낙상을 예방하는 것이 더 이상적입니다.

　최근 프랑스 보건복지부는 전 국민을 대상으로 한 세 차례의 생애 주기별 종합 건강검진 정책을 준비 중에 있습니다. 이는 건강을 총체적으로 관리하려는 바람직한 시도입니다. 다만 아직은 노화 자체를 적극적인 관리가 필요한 질병으로 보는 단계에는 도달하지 못했습니다. 효과적으로 건강을 관리하려면 먼저 개인의 생물학적 나이를 정확히 측정하고, 체계적인 장기 관리 계획을 세워서, 정기적으로 상태를 평가하는 과정이 포함돼야 합니다. 특히 노화가 급격히 진행되기 전에 개인 맞춤형 의료 서비스를 제공하는 것이 중요합니다.

　우리 몸의 세포에 노화의 흔적이 쌓이면 신체의 생리적 균형을 유지하는 기본 작동 원리가 손상됩니다. 따라서 세포의 생물학적 상태를 분석하면 노화의 진행 속도나 나이 관련 질병의 발생 위험을 더 잘 예측할 수 있습니다.

생물학적 나이를 정확히 측정하기 위해서는 세포에 영향을 끼친 다양한 급성 또는 만성 스트레스와 그로 인한 변화를 종합적으로 분석해야 합니다. 최근에는 기존의 혈당, 콜레스테롤, 혈압 검사보다 훨씬 정밀한 새로운 검사법이 등장했습니다. 이러한 최신 검사는 혈장 내 순환 단백질, 후성유전체 상태, 텔로미어의 길이와 같은 생체 지표를 분석합니다.

이러한 첨단 검사법은 현재 연구실에서도 활발히 활용되고 있습니다. 이를 통해 질병 고위험군을 조기에 발견하고, 약물, 운동, 식이요법과 같은 다양한 치료법의 효과를 검증할 수 있습니다. 더 나아가 이러한 검사는 개인별 취약점과 질병 위험을 파악하고, 건강 수명을 예측하는 데 도움이 됩니다.

노화는 질병일까?

노화를 질병으로 보기 위해서는 먼저 정확한 노화 진단 기준이 필요합니다. 모든 사람의 노화 과정이 동일하지 않기 때문입니다. 특히, 조기 노화의 위험이 크다면 선제적으로 검사하고 관리하는 게 매우 중요합니다. 노화는 누구에게 나 찾아오는 자연스러운 과정이지만 그 진행 속도는 사람 마다 다를 수 있고, 어떤 사람은 노화가 더 빨리 진행되기 도 합니다.

2015년에 발표된 한 흥미로운 연구를 통해, 30대부터 평균보다 훨씬 빠른 속도로 노화가 진행되는 사람이 있다 는 사실이 밝혀졌습니다.[26] 연구팀은 실험에 참가한 954명 을 출생부터 40년간 추적 관찰해, 18가지 주요 건강 지표 를 포함한 다양한 의학 자료를 수집했습니다. 그리고 그 결 과, 실제 나이 38세의 참가자들의 생물학적 나이가 30세부 터 60세까지 넓은 범위에 걸쳐 분포하고 있다는 놀라운 사 실이 드러났습니다. 많은 사람에게 충격을 준 이 결과는 신 체의 노화가 우리가 생각하는 것보다 훨씬 일찍 시작될 수 있다는 것을 보여줍니다. 특히 기존의 노화 연구 대부분이 60세 이상을 대상으로 했기에 더욱 의미가 컸습니다. 신체 나이 검사를 통해 38세라는 비교적 이른 나이에 인지기능 이나 신체기능의 저하 위험을 예측하고, 특정 질환이나 만 성 질환을 조기 발견했다는 것도 유의미합니다. 현재 임상 의사들과 연구진 모두 노화가 나이 관련 질병의 주요 위험

인자라는 데에 동의합니다. 따라서 노화를 정확하게 측정하는 것이 더욱 중요해지고 있습니다.

　앞서 설명했듯이, 생물학적 나이와 실제 나이가 항상 일치하지는 않습니다. 만약 두 나이가 비슷한 수준이라면 노화 관리가 즉시 필요하지는 않을 것입니다. 하지만 생물학적 나이가 실제 나이보다 많다면 이는 몸이 실제 나이보다 더 빨리 늙어가고 있다는 신호입니다. 이런 경우에는 예방의학적 접근을 통해 노화 속도를 늦추고, 노화와 관련된 질환의 조기 발생을 예방하는 것이 필요합니다.
　흔히 "나이보다 젊어 보인다"는 말을 들으면 생물학적 나이가 실제 나이보다 낮을 가능성이 높지만, 정확한 판단을 위해서는 과학적인 측정이 필요합니다.

　현대 의학에서는 혈액 검사를 통해 생물학적 나이를 비교적 정확하게 측정할 수 있습니다. 혈액은 조직의 상태를 반영합니다. 조직을 구성하는 세포는 각자의 기능과 상태에 따라 주변 환경과 상호작용을 하면서 다양한 '신호 물질'을 혈액 속으로 분비하는데 예를 들어, 노화된 세포가 분비하는 염증 유발 물질은 조직뿐 아니라 혈액을 통해 전신을 순환하면서 만성적인 염증 상태를 초래하기도 합니다. 혈액 속 세포도 이러한 물질의 영향을 받아 변화하기에 간단한 혈액 검사만으로 몸 전체의 노화 상태를 파악할 수 있습니다.

혈액 속 단백질 나이

혈액 속 단백질은 우리 몸의 생물학적 나이를 파악할 수 있는 중요한 생체 '정보원'입니다. 혈액 속 특정 단백질의 농도와 실제 나이 사이의 상관관계를 분석해서 '단백질 나이'를 계산할 수 있는데, 이 '단백질 나이'는 노화 속도를 측정할 수 있는 최초의 생물학적 시계라 볼 수 있습니다. 같은 연령대 사람들과 비교했을 때, 누군가는 단백질 나이가 실제 나이보다 더 적거나 더 많게 나타날 수 있으며, 그 차이가 상당히 클 수도 있습니다. '단백질 나이'는 여러 조직의 세포가 분비하는 단백질의 혈중 농도를 기반으로 하며, 이는 생물학적 나이를 가늠하는 주요 지표로 작용합니다. 노화된 세포가 분비하는 특정 인자들은 혈액을 순환하는데, 그중 CXCL9라는 단백질은 나이가 들수록 수치가 증가하는 대표적인 염증 지표로 밝혀졌습니다.[27]

대규모 분석 결과, 혈액 내 일부 단백질의 변화는 세포, 조직, 장기 사이의 상호작용을 반영하며, 기능 장애나 활동 저하를 반영한다고 밝혀졌습니다. 미국 스탠퍼드 대학교 토니 위스코레이Tony Wyss-Coray 교수 연구팀은 18세부터 95세까지의 건강한 성인 4,000명 이상을 대상으로 대규모 연구를 수행했습니다. 연구팀은 혈액 속 단백질 3,000개의 변화를 추적하여, 그중 약 절반이 나이가 들면서 변화한다는 사실을 발견했습니다.

이것은 자신의 단백질 수치가 실제 나이보다 더 젊은 사람들과 비슷한지, 아니면 노화가 진행된 사람들과 비슷한지 간단한 혈액 검사를 통해 알 수 있다는 것을 뜻합니다. 이제는 몇 방울의 혈액을 가지고 단백질 약 1만 개를 동시에 분석할 수 있으며, 더욱 정확하고 신뢰할 만한 결과를 얻을 수 있습니다.

스탠퍼드 연구팀은 다양한 단백질의 변화를 종합적으로 분석하고 각 수치에 특정 계수를 부여하여 '단백질 나이 계산식'을 완성했습니다. 그리고 이것을 통해 연령별 단백질 수치와 그 변화를 반영해 '단백질 나이'를 계산했습니다. 그 결과 34세, 60세, 78세 지점에서 단백질 변화가 급격히 일어난다는 사실이 밝혀졌으며, 이러한 변화는 세포와 조직의 기능 저하를 초래하여 만성 질환 발생 위험을 높일 수 있다는 것 또한 확인되었습니다. 즉, 이 시점의 나이들은 노화가 진행되는 기점이자 예방 의학의 중요한 기준점이기도 합니다.

최근에는 인공지능을 활용하여 단백질 분석을 통한 장기 내부의 노화 진행을 추적하는 연구가 진행됐습니다. 서로 다른 다섯 집단의 참가자 5,676명을 대상으로 그들의 11개 주요 장기에서 혈장 단백질 4,979종을 분석했는데, 몇 가지 새로운 사실이 밝혀졌습니다.[28] 이 연구에 따르면, 각 장기는 서로 다른 속도로 노화가 진행되었으며, 사람마다 노화되는 장기의 순서도 달랐습니다. 특히 50세 이후로는 약 20%의 사람들이 특정 장기에서 가속 노화를 겪었고, 1.7%의 사람들은 여러 장기에서 동시에 가속 노화를 겪었습니다. 이러한 장기의 가속 노화는 사망 위험을 20~50%까지 높이며, 질병의 발생 가능성도 높입니다. 특히 심장이 노화되면 심장마비 위험이 최대 250%까지 높아진다는 점과 뇌와 혈관의 노화가 알츠하이머병 발병 위험을 크게 높인다는 사실은 더욱 주목할 필요가 있습니다. 이러한 연구 결과는 현재 알츠하이머병의 주요 진단 지표인 pTau-181 단백질 검사만큼 높은 신뢰성을 갖습니다.

한편, 혈액 중에 떠다니는 단백질 외에도 생물학적 나이를 파악하는 데 유용한 또 다른 생체 지표가 있습니다.

텔로미어가 알려주는 것들

텔로미어는 염색체 끝부분을 보호하는 독특한 구조를 가지고 있습니다. 신발 끈 끝의 플라스틱 덮개처럼, 텔로미어는 유전자가 손상되지 않도록 보호합니다. 하지만 세포가 분열할 때마다 복잡하고 불완전한 DNA 복제 과정을 거치면서 텔로미어는 조금씩 짧아지게 됩니다. 일반적으로 체세포는 40~80회 정도 분열하는데, 텔로미어는 분열할 때마다 조금씩 소실되어 결국에는 매우 짧아집니다. 배아가 발달하는 동안에는 텔로머레이스라는 효소가 활발하게 작동해 텔로미어의 길이를 연장시켜 주지만, 대부분의 성인 세포에서는 이 효소가 거의 활성화되지 않습니다. 텔로머레이스가 활성화되는 동안에는, 텔로미어의 길이가 유지되어 세포의 노화가 방지되고, 텔로미어가 분열을 거치면서 한계에 도달하는 것을 막아줍니다. 텔로머레이스가 '불멸의 단백질'이라고 불리는 이유입니다. 또한 텔로미어는 세포 노화의 생물학적 지표이며, 텔로미어의 길이는 앞서 언급한 세포 노화의 12가지 특성에 속합니다. 즉, 텔로미어가 짧아질수록 세포는 운명의 종착지에 가까워집니다. 그 반대의 설명도 가능합니다. 텔로머레이스가 텔로미어의 길이를 유지해준다면 세포의 노화를 늦출 수 있습니다.

텔로미어의 길이는 환경, 생활 습관, 식습관 등 다양한 생리적, 생물학적 요인의 영향을 받습니다. 여러 연구에 따르면, 개인차는 있지만 일반적으로 나이가 들수록 혈액 세포의 텔로미어 길이가 점차 짧아지는 것으로 나타났습니다. 이를 바탕으로 '텔로미어 나이'라는 개념이 등장했는데 이는 물론 실제 나이와 다를 수 있습니다.

앞서 설명한 세포 노화의 12가지 특성을 분석하면 '노화 나이'나 '미토콘드리아 나이' 등 다양한 생물학적 나이를 측정할 수 있을 것으로 기대됩니다. 하지만 실제로는 매우 복잡한 과정을 거쳐야 합니다. 정확한 생물학적 나이를 계산하기 위해서는 측정하는 생체지표의 변화가 실제 나이와 높은 상관관계를 가져야 하기 때문입니다.

후성유전적 나이 : 노화의 진정한 지표

2013년, 새로운 노화 지표가 등장했습니다. 캘리포니아 대학교의 천재 생물정보학자 스티브 호바스Steve Horvath 가 다양한 연령대의 실험 참가자 51명으로부터 간, 신장, 뇌 등 여러 장기에서 8,000개 이상의 표본을 확보해 대규모 연구를 진행한 결과입니다. 호바스 박사는 인간 유전체 전반에 있는 DNA 메틸화 표지 부위 4,500개를 조사해서, 이 중 353개에서 실제 나이와 유의미한 상관관계를 보이는 메틸화 변화를 확인했습니다. 그리고 이 연구를 통해 탄생한 도구가 바로 호바스 시계입니다.[29] 다양한 조직과 세포 유형에서 DNA 메틸화 양상을 분석해 후성유전적 나이를 측정하는 방법입니다. 그러나 여기에는 한 가지 문제가 남아 있었습니다. 후성유전적 나이를 측정하기 위해 조직 생체 검사를 받는 일이 건강한 사람에게는 부담이 될 수 있기 때문입니다. 아프지도 않은데 '단순히' 노화 속도를 측정하기 위해 그 불편함을 감수하는 사람이 몇이나 될까요? 이에 연구진은 간단하고 비침습적인 방법을 개발해냈는데, 새롭게 개발된 도구는 개발자의 이름을 따서 한눔 시계Hannum Clock[30]라고 불렸습니다. 그리고 그것으로 19세부터 101세 사이의 실험 참가자들의 혈액 세포를 분석하였고, 71개 부위에서 나이와 관련된 메틸화 변화를 확인했습니다. 또한 이 부위들은 노화와 관련된 유전자 근처에 위치한 것으로 밝혀졌습니다.

'후성유전적 나이'는 노화의 진정한 지표로, 메틸화 표지 변화에 영향을 주는 치료법의 개발 자료이자 그것의 효과를 추적할 수 있는 강력한 도구입니다. 이 지표는 생물학적 나이와 그 변화 양상을 보여줍니다.

또한 나이와 관련된 질병, 혈액 표지, 특정 순환 인자의 비율, 사망 연령 등 다양한 표현형 지표를 방정식에 통합하는 과정이 진행됐고, 대규모 장기 추적 연구를 바탕으로 한 다양한 노화 측정 도구도 개발되었습니다. 레빈 박사가 개발한 페노에이지 시계PhenoAge Clock[31]는 노화 속도를 측정할 수 있으며, 그림에이지 시계GrimAge Clock[32]는 다양한 요인을 종합해 사망 추정 나이를 예측합니다.

현재의 기술로는, 인간 유전체에서 약 95만 개 DNA 메틸화 표지 부위를 분석할 수 있습니다. 생물학적 의미가 있는 부위를 선별하는 방법도 개선되어서, '후성유전적 나이'를 더욱 정확히 측정할 수 있게 되었습니다. 이를 기반으로 등장한 최신 도구 DNAmFitAge[33]는 다양한 생리학적 지표를 통합하여 '생물학적 나이'를 보다 정밀하게 추정합니다. 대규모 연구를 통해 지금껏 신체 상태와 관계있는 지표로 확인된 항목은 체격지수, 보행 속도, 최대 악력, 초당 호기량, 최대 산소 섭취량 등인데, 이러한 생체 지표와 DNAmFitAge를 통합적으로 분석하여 전반적인 건강 상태와 사망 위험도를 예측할 수 있습니다. 이 방법으로 산출한 후성유전적 나이는 개인의 신체 기능과 밀접한 연관성을 가지며, 이것은 '사망 위험도 예측'의 주요 지표로 자리 잡았습니다. 특히 이 도구의 큰 장점은 신체 단련이 건강과 기대 수명에 미치는 영향을 객관적으로 추적할 수 있다는 점입니다. 다시 말해, 운동을 통해 생물학적으로 얼마나 젊어졌는지를 측정할 수 있습니다. 이는 단순한 호기심을 넘어서, 운동을 시작하고 지속할 수 있게 하는 강력한 동기가 됩니다. 운동 효과가 바로 드러나지 않는다면 동기부여가

약해지기 마련이지만, 이 시계를 사용하면 운동이 생물학적 나이에 미친 직접적인 영향을 평가할 수 있습니다.

오늘날 우리는 세포와 장기의 노화 상태를 확인할 수 있는 지표인 단백질 나이, 텔로미어 나이, 후성유전적 나이를 모두 계산할 수 있습니다.

이제 이 모든 데이터를 결합하면 어떤 결과를 얻을 수 있을까요? 혈액 세포에서 측정한 텔로미어의 길이 변화, 95만 개의 메틸화 표지 변화, 순환 단백질 수준, 이 모든 것을 통합해 새로운 방정식을 도출할 수 있고, 이를 통해 더욱 신뢰할 만한 생물학적 나이를 계산할 수 있습니다. 또한, 95만 개의 메틸화 표지 중 이 모든 변화를 반영하는 최적의 조합을 선별해 결과를 도출할 수도 있습니다.

이 '모든 나이(단백질 나이, 텔로미어 나이, 후성유전적 나이)'는 '생물학적 시계'의 톱니바퀴와 같습니다. 저는 지난 15년간 이 시계의 비밀을 밝히기 위해 노력해 왔습니다. 미래에 대한 가능성을 열어주는 새로운 연구결과와 발견을 마주할 때마다 어린 시절 할머니 댁에서 보았던 벽시계가 떠오릅니다. 우리의 삶을 지배하는 시곗바늘의 숨겨진 원리를 이해하고, 이를 손에 넣겠다는 다짐도 함께 말입니다.

2부

'오래 산다는 것'의
새로운 의미

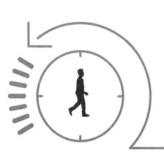

최고령 사망자의 평균 나이는 99세에서 109세로
꾸준히 상승하고 있습니다.
우리는 어떤 이유로든 더 오래 살아갈 것입니다.
그러나 비만과 질병, 생활 습관은 점점 더 악화되고 있습니다.
노화 연구는 거듭 발전하는데 우리는 여전히
건강을 해치는 수많은 선택을 내리고 있습니다.
'장수'란 무엇일까요?
건강하게 '오래 산다는 것'은 어떤 의미일까요?

의학은 '정상' 상태를 방해하는 질병과 맞서 싸워 왔습니다. 그러나 노화에 대해서는 자연스러운 과정으로 보며 불가피한 것으로 여겼습니다.

급격한 노화를 보여주는 질병에는 여러 가지가 있습니다. 그중 가장 잘 알려진 조로증은, 청소년기 이전이라는 짧은 시간 동안 노화의 모든 단계를 거치며, 결국 노화와 관련된 질병으로 일찍 사망에 이르는 병입니다. 이러한 노화는 '병리적' 노화로 분류됩니다. '일반적' 노화와 '병리적' 노화에서 나타나는 심혈관계 질환, 신경퇴행성 질환, 암과 같은 질환에는 두 가지 공통점이 있습니다. 노화 세포와 기능이 저하된 세포가 나란히 증가하면서 질병이 발생할 가능성이 높아진다는 점입니다. 오늘날 노화는 한 문장으로 요약됩니다. 세포가 노화하기 때문에 우리는 늙습니다. 이는 자연스럽게 '그렇다면 우리는 그것에 어떻게 대처할 수 있을까?'라는 의문으로 이어집니다.

세포는 다양한 스트레스 때문에 손상을 입습니다. 손상된 세포가 선택할 수 있는 경로는 많지 않습니다. 손상이 심각한 경우 세포는 사멸 과정을 통해 제거되거나, 노화 세포가 됩니다. 또는 손상을 복구하여 기능을 유지할 수도 있지만, 시간이 지남에 따라 후성유전적 변화가 축적됩니다. 결과적으로 노화 조직에는 주로 두 종류의 세포가 존재하게 됩니다. 후성유전적으로 탈프로그래밍되어 기능이 저하된 세포, 또는 분열이 멈췄지만 아직 제거되지 않은 노화 세포입니다. 이들은 모두 생물학적으로 막다른 길에 놓여 있습니다. 자연의 섭리대로, 이러한 세포는 염증성 물질을 분비하여 면역 체계에 자신을 제거하라는 신호를 보냅니다. 문제는 면역 체계 역시 나이가 들면서 그 반응성이 떨어진다는 점입니다. 그 결과 원래대로라면 제거되었을 세포들이 조직 내에 축적되어 계속 염증을 퍼뜨립니다.

따라서 노화 세포와 후성유전적으로 탈프로그래밍된 세포는 궁극적으로 생명을 위협합니다. 코로나19 대유행은 노화가 우리를 죽음으로 이끈다는 사실을 명확히 보여주었습니다. 이 바이러스로 발생한 사망률 통계는 매우 의미심장합니다. 코로나19가 세계적으로 유행했던 3년 동안 사망자의 90%는 65세 이상이었으며, 사망자의 절반이 85세 이상이었고, 사망자의 평균 연령은 82세였습니다. 코로나19는 거의 모든 연령층에 영향을 미쳤지만, 프랑스의 경우 55세 이하 사망자는 전체 사망자의 5%보다 그 수가 적었습니다.

그렇다면 코로나 바이러스 감염 시 나이가 중증 위험 요인으로 작용하는 이유는 무엇일까요? 인간은 염증으로 사망하도록 설계되어 있습니다. 염증 수준이 높을수록 중증 질환이 발병할 위험도 커집니다. 코로나19 감염 후 건강 상태가 나빠지는 이유는 염증이 급격히 증가한 탓입니다. 이를 두고 프랑스 언론에서는 '사이토카인 폭풍'이라고 불렀습니다. 사이토카인은 면역계에서 자연적으로 발생하는 물질로, 그 일부는 염증을 촉진시킵니다. 사이토카인은 외부 공격에 대응하여 방어적인 염증 반응을 유도하지만, '사이토카인 폭풍'은 과도하고 급격한 염증 반응으로 이어져 세포의 노화와 사멸을 가속시킵니다. 중증 코로나19 환자의 경우, 사이토카인 폭풍으로 인해 특히, 폐와 같은 주요 장기 조직이 심각하게 손상되곤 했습니다. 또한 감염으로 인한 스트레스 때문에, 노화되거나 기능이 저하된 줄기세포가 손상을 복구하지 못하고 특정 조직의 조기 노화를 초래하여 후유증을 남겼습니다. 노화된 내피세포가 혈전 형성을 촉진하는 물질을 분비한다는 점도 주목해야 합니다. 모세 혈관 등의 미세 혈관에 혈전이 생기면, 폐와 조직으로의 원활한 산소 공급이 어려워집니다.

따라서 노화와 관련된 생체 지표는 질병이 중증으로 진행될 가능성을 예측하는 데 유용합니다. 실제로 코로나19 대유행 시기 동안, 비만, 당뇨병, 심혈관 질환 등 만성 질환을 가진 취약 집단은 젊은 나이에도 불구하고 노년층과 비슷한 수준으로 기대 수명이 감소했습니다. 만성 질환자의 생물학적 나이를 정확히 평가했다면 이러한 위험을 사전에 파악하고 예방할 수 있었을 것입니다. 따라서 기대 수명 연장을 위해서라도 생물학적 나이 측정은 반드시 필요합니다.

기대 수명이 말해주는 것

프랑스 정부는 연금 개혁과 은퇴 연령을 상향 조정하는 근거로, 높아지는 기대 수명을 제시했습니다. 기대 수명이 이제까지 어떻게 변화해 왔는지를 살펴보면, 앞으로의 변화도 예측할 수 있습니다. 특히 노화를 질병으로 간주하는 새로운 관점은, 기대 수명을 크게 늘릴 수 있는 변화의 시작점이 될 수 있습니다.

그렇다면 기대 수명은 어떻게 계산할까요? 기대 수명이 80세인 나라에서 태어난 아기는 실제로 80세까지 살까요?

출생 시 기대 수명은, 특정 연도의 연령별 사망률을 바탕으로 계산합니다. 즉 특정 연도에 태어난 가상의 한 세대를 설정하고, 실제 연령대별 사망자 수를 분석한 후 전반적인 사망률 특성을 반영해서 구합니다. 예를 들어, 1900년에 태어난 사람의 기대 수명은 해당 연도의 평균 수명을 바탕으로 계산할 수 있습니다. 이러한 방식은 일부 유럽 국가에서 1920년대부터 사용되기 시작했습니다.

2022년 출생자의 기대 수명을 정확하게 계산하려면, 2022년에 태어난 모든 사람들이 사망할 때까지 추적해야 합니다. 이는 거의 100년이 걸리는 일입니다. 따라서 2022년에 태어난 가상의 세대를 설정한 후, 2022년의 성별 사망률을 적용하여 신생아 72만 6천 명의 연간 사망 확률을 계산한 다음, 이 가상 세대의 평균 수명을 추정하는 방식이 사용됩니다.

프랑스 국립통계청INSEE에 따르면, 2022년에 출생한 사람의 기대 수명은 여성은 85.4세, 남성은 79.3세입니다. 남녀 모두 이전보다 기대 수명이 늘었다는 사실은 매우 희망적입니다. 2020년과 비교하면 여성은 0.3년, 남성은 0.2년 증가했습니다. 특별히 2020년을 비교 기준으로 삼은 이유는, 코로나19 대유행으로 기대 수명이 급격히 감소했던 해였기 때문입니다. 그러나 2019년의 기대 수명이었던 여성 85.6세, 남성 79.7세 수준까지는 아직 회복하지 못했습니다. 80세 시점의 기대 수명도 주목할 만합니다. 이는 80세에 도달한 사람이 평균적으로 얼마나 더 살 수 있는지를 보여주는 지표입니다. 80세의 기대 수명은 1947년부터 1982년까지 여성의 경우 1.8년, 남성의 경우 1.2년이 증가했습니다. 1982년에서 2017년 사이에는 여성의 기대 수명은 3.1년, 남성의 기대 수명은 2.7년 증가했습니다.

이러한 방식으로 90세 또는 100세의 기대 수명도 계산할 수 있으며, 이를 통해 성인기의 수명이 얼마나 길어졌는지와 그 원인을 분석할 수 있습니다.

흐르는 세월, 늘어난 수명

출생 시 기대 수명이나 80대의 기대 수명 변화 그래프를 분석해보면, 기대 수명이 증가하는 다양한 원인을 파악할 수 있으며, 이를 통해 앞으로 극복해야 할 과제들도 확인할 수 있습니다.

첫 번째 장수 혁명은, 18세기 말에 시작되어 20세기에 결실을 맺었습니다. 이때에는 주로 영유아 사망률이 현저히 감소했습니다. 18세기 중반의 평균 기대 수명은 25세에 불과했는데, 이는 당시의 높은 사망률을 그대로 보여줍니다. 그러나 1810년에 천연두 백신이 등장하면서 기대 수명은 37세까지 훌쩍 늘어났습니다. 19세기에 걸쳐 서서히 늘어난 기대 수명은 20세기 들어 크게 상승했습니다. 1세 이전 사망률은, 1900년의 15%에서 1950년에는 5%, 2015년에는 0.4%로 엄청나게 감소했습니다.

두 번째 장수 혁명은, 예방 의학의 발전과 생활 위생 개선, 심혈관 질환과 암 치료의 진보 등 작은 진전이 모여 이루어졌습니다. 이 시기의 기대 수명 그래프는 완만한 상승을 보이지만, 그것이 반영하는 변화는 매우 중요합니다. 출생 시 기대 수명 증가는 영유아기의 사망 확률이 낮아졌다는 것을 보여줬지만, 장수할 수 있다는 희망을 가져다주지는 못했습니다. 하지만 영유아 사망률이 크게 줄어든 시점부터, 인간의 기대 수명은 실제로 천천히 늘어났습니다. 이러한 완만한 상승은, 노화로 인한 사망에 맞선 성과라는 점에서 특히 의미가 깊습니다. 1947년부터 1997년까지 영유아 사망률의 감소가 기대 수명을 높이는 요인의 3분의 1을 차지했다면, 현재에는 영유아 사망률이 기대 수명 곡선에 미치는 영향은 거의 미미합니다.

1980년대부터는 노년층의 기대 수명이 눈에 띄게 증가했습니다. 여성의 경우, 특히 70~80세 이후의 사망률이 감소하였고, 고령일수록 기대 수명이 늘어났습니다. 남성의 경우도 비슷합니다. 남성에게 자주 발생하는 심혈관 질환의 치료법이 발전하면서 50~60대 남성 사망률 역시 크게 줄었습니다.

오늘날의 주된 사망 원인은 노년기 질병입니다. 따라서 미래의 기대 수명은 노화와 관련된 질병을 얼마나 잘 극복할 수 있는지에 달려 있습니다. 과학과 의학의 놀라운 발전으로 우리는 새로운 장수 혁명의 시작점에 서 있으며, 이는 첫 번째 장수 혁명만큼 혁신적일 수 있습니다. 다만 이번에는 영유아의 건강과 사망률이 아닌 고령자의 건강과 생명 연장이 혁명의 핵심이 될 것입니다. 20세기 중반 이후 프랑스인의 수명은 기존보다 15년 이상 늘어났습니다. 1950년 출생 시 기대 수명은 남성이 63.4세, 여성이 69.2세였지만, 2020년에는 코로나19 유행에도 불구하고 남성은 79.1세, 여성은 85.1세를 기록했습니다.

미래 예측은 늘 어렵습니다. 그러나 연구자로서 저는 바이오의학 분야의 혁신적인 발전 가능성을 잘 알고 있기에 미래를 낙관적으로 보고 있으며, 이러한 전망을 이 책에서 함께 나누고자 합니다.

'기대'라는 단어와 달리 기대 수명은 미래 예측이 아닌 현재 상황을 보여주는 인구통계학적 지표입니다. 앞서 설명했듯이 기대 수명은 해당 연도의 사망률을 반영합니다. 2020년에는 코로나19로 인해 출생 시 기대 수명이 감소했습니다. 그러나 2022년에 백신 접종이 시작되면서 코로나19 관련 사망률은 감소하였고, 기대 수명 역시 다시 상승세로 돌아섰습니다. 이는 지난 세기, 전쟁이 끝난 뒤의 회복 양상과 비슷합니다.

하지만 기대 수명이 크게 증가한 20세기에 비해서는 여전히 둔화된 양상을 보입니다. 영유아 질병과 달리 노화 관련 질병은 백신으로 해결하기 어렵기 때문입니다. 그러나 노화에 대한 이해가 깊어지면서 건강 수명을 연장할 가능성도 조금씩 커져가고 있습니다. 그렇습니다. 신체 조직을 더 오래 건강하게 유지하여 노화 관련 질병의 발생과 진행을 막는 것이 수명 연장의 핵심입니다. 저는 기대 수명이 다시 한번 도약할 거라고 확신하고 있습니다.

노화와 관련해서 우리는 평등하지 않습니다. 각자 다른 속도로 나이 들어갑니다. 하지만 이러한 불평등에도 불구하고, 우리는 모두 122세까지 살았던 잔 칼망Jeanne Calment[*]처럼 건강하게 오래 살기를 희망합니다. 물론 '오래 사는 것'을 부정적으로 바라보는 시선도 존재합니다.

---

[*] 역사상 가장 오래 산 인물. 1875년에 프랑스 아를에서 태어나 1997년에 세상을 떠났다. (옮긴이 주)

첫째, '병석에 누워서 오래 사는 게 과연 의미가 있는가?'와 같은 시각입니다. 장수에 관심이 없거나, 요양원에서 외롭게 여생을 보내게 될까 우려하는 사람들이 주로 이런 의문을 제기합니다. 오래 고통 받는 것보다 일찍 죽는 게 낫지 않느냐고. 하지만 이에 대한 저의 답변은 명확합니다. 노화를 늦추는 것은 단순히 죽음을 늦추는 게 아닙니다. 노화 방지 전략은 암이나 신경퇴행성 질환과 같은 노화 관련 질병의 발병을 늦춰 생물학적 젊음을 오래 유지하는 것을 목표로 합니다. 즉, 건강한 상태로 살아가는 시간을 늘리는 것입니다.

둘째, 의료계의 회의적인 시선입니다. 많은 의료 전문가들이 노화 관리를, 나이가 들면서 발생하는 질병의 개별적 치료라고 인식하고 있습니다. 그러나 최근의 (그리고 앞으로 발표될) 연구들은 노화로 인한 다양한 질병에 공통적인 원인이 있다는 것을 보여줍니다. 이제는 노화를 나이와 관련된 모든 질병의 근원으로 보고, 이에 대한 통합적인 예방 전략을 수립해야 할 때입니다.

건강하게 오래 살기

기대 수명은 특정 연도의 연령별 사망률을 기반으로 하여, 가상 세대의 평균 수명을 계산한 값입니다. 지난 50년 동안, '출생 시 기대 수명'은 주로 영유아 사망률 감소에 힘입어 꾸준히 증가해 왔습니다. 그러나 '기대 수명'은, 살아가는 동안 발생할 수 있는 사망률 변화를 반영하고 있지는 않습니다. 현재 프랑스의 인구는 점진적이지만 확실히 고령화되고 있으며, 이로 인한 사망률 증가는 기대 수명 계산을 더욱 복잡하게 만들고 있습니다.

2022년 1월 1일 기준, 65세 이상이 프랑스 인구의 21%를 차지했으며, 이 비율은 지난 30년간 지속적으로 증가해 왔습니다.[1] 2021년에 베이비붐 첫 세대가 75세에 진입하고 75세 이상 인구가 전체의 9.8%를 차지하면서 고령 인구의 비율은 더욱 높아졌습니다. 인구 고령화는 2010년대

중반부터 가속되었으며, 1960년부터 2010년까지 안정세를 유지하던 사망률도 이에 따라 증가 추세를 보이는 중입니다.

수명이 늘어나고 있다는 것을 보여주는 또 다른 지표는 평균 사망 연령, 특히 사망이 가장 많이 발생하는 중위 연령층의 변화입니다. 지난 50년 동안 프랑스인의 수명은 눈에 띄게 늘었습니다. 프랑스 통계청에 따르면, 1970년 여성의 사망 중위 연령은 82세, 남성은 68세였으나, 2020년에는 각각 91세와 88세로 높아졌습니다. 미래에는 어떻게 될까요? 개인적으로 예측해보자면, 이러한 추세는 계속될 것으로 보입니다. 프랑스 통계청의 예상에 따르면, 2050년에는 프랑스 인구의 약 3분의 1을 60세 이상이 차지하게 될 것이라고 합니다. 2005년에, 60세 이상의 인구가 총 프랑스 인구의 약 5분의 1이었던 것에 비하면, 상당히 큰 변화입니다.

이에 따라, 단순히 오래 사는 게 아닌, 건강하게 장수할 수 있을지에 대한 관심이 높아지고 있습니다. 언론에서는 수명은 늘어났지만, 건강을 누리는 시간은 정체되거나 오히려 줄어들고 있다고 말하는데 이러한 주장의 진위를 살펴볼 필요가 있습니다.

물론 늘어난 수명이 반드시 더 건강한 삶으로 이어지는 것은 아닙니다. 늘어난 수명의 마지막 시기는 보통 건강이 나빠져서 죽음에 이르는 때일 가능성이 높습니다. 따라서 이에 대한 정확한 분석이 필요합니다.

프랑스 통계청 자료를 보면 2021년 기준 현재의 사망률을 바탕으로 한 출생 시 기대 수명은 여성이 85.2세, 남성이 79.2세로 나타났습니다. 이러한 숫자는 장기적 장애로 간주할 만한 질병 유무에 따라 다시 세부적으로 분석할 수 있습니다. "건강상의 문제 때문에 최소 6개월 이상 일상생활에 제약을 받고 있나요?"라는 간단한 질문에 대해 "아니요", "약간", "많이" 중 하나를 선택하도록 하는 설문 조사를 이용해 볼 수 있습니다.

조사 결과, 2021년 당시 65세의 남은 건강 기대 수명은 남성이 11.3년, 여성이 12.6년이었습니다. 2008년과 비교했을 때, 여성은 2년 7개월, 남성은 2년 8개월 정도 증가한 수치입니다. 이는 같은 기간, 전체 기대 수명의 증가율을 상회하는 수치이기도 합니다. 즉, 65세 이후 건강하게 사는 비율이 2008년부터 2021년 사이에 여성은 44.7%에서 54.4%로, 남성은 47.7%에서 59.3%로 높아졌다는 것을 확인할 수 있습니다. 이것이 보여주는 결론은 명확합니다. 2008년 이후, 사람들은 늘어난 수명의 시간 대부분을 건강하게 보내고 있다는 의미입니다.

2021년에 출생한 사람들의 건강 기대 수명을 살펴보면 여성은 67세, 남성은 65.6세였습니다. 2008년의 수치와 비교했을 때 여성은 2년 6개월, 남성은 2년 10개월 늘어난 것을 확인할 수 있습니다.

프랑스의 건강 기대 수명은 유럽 내에서도 상위권에 속합니다. 2021년 기준 프랑스의 출생 시 건강 기대 수명은 10위를 기록하면서 유럽연합 평균을 뛰어넘었습니다. 65세 이후의 건강 기대 수명 역시 남성의 경우에는 8개월, 여성의 경우에는 1년 8개월이나 유럽연합 평균 수치보다 높았습니다. 출생 시 건강 기대 수명도 유럽연합 평균과 비교했을 때, 남성은 5개월, 여성의 경우에는 10개월 더 길었습니다.

인간 수명의 한계는 어디까지일까?

세대별 기대 수명의 변화를 살펴보면 세계대전, 감염병 대유행, 과학 발전 등 인류 역사의 주요 흐름을 엿볼 수 있습니다.

통계 집계 이후 기대 수명은 꾸준히 증가해 왔습니다. 의학이 발전하고, 영유아 사망률이 감소하고, 생활 여건이 개선된 덕분입니다. 프랑스 통계청에 따르면, 1900년에서 1937년 사이에 태어난 세대의 기대 수명이 가장 가파르게 상승했습니다. 이 기간 동안 10년마다 여성은 평균 5.7년, 남성은 5.4년씩 수명이 늘어났습니다. 다만, 1910년에서 1919년 사이에 태어난 세대는 예외였습니다. 두 차례의 세계대전, 1911년의 폭염, 1918년과 1919년의 스페인 독감의 여파로 이 세대의 여성 기대 수명은 소폭 증가했고, 남성은 전혀 늘지 않았습니다. 마찬가지로 1937년에서 1945년 사이에 태어난 세대 역시 제2차 세계대전과 혹독한 겨울 날씨로 인해 기대 수명이 정체를 보였습니다. 반면 1946년에 태어난 사람들의 기대 수명은 전년 대비 3년이나 급증했는데, 이는 전쟁 종식과 항생제 도입의 영향으로 분석됩니다.

앞으로 태어날 세대의 기대 수명은 계속 늘어나겠지만, 증가 속도는 점차 느려질 것입니다. 1950년에서 1990년 사이에 태어난 여성의 경우 10년마다 평균 2.1년씩, 1990년에서 2022년 사이에 태어난 여성은 10년마다 1년씩 기대 수명이 늘어날 것으로 전망됩니다. 남성의 경우 그 속도는 더 빨라져, 1950년부터 1990년 사이 출생자는 10년마다 3.1년, 그 이후 출생자는 1.6년씩 늘어날 것으로 예측됩니다. 이 수치들이 예상치인 이유는 간단합니다. 1900년에 태어난 사람들은 오늘날 이 세상에 없습니다. 따라서 그들의 평균 수명 값은 이미 확인된 실제 수치입니다. 그러나 1950년에 태어난 세대의 경우, 2022년을 기준으로 했을 때 72세까지의 연령별 사망률만 알 수 있을 뿐 그 이후의 사망률은 추정에 의존할 수밖에 없습니다.

우리가 궁금한 것은 지금 살아 있는 사람이 앞으로 얼마나 오래 살 수 있을지 여부입니다. 현재 생존해 있는 사람들의 예상 수명을 파악하기 위해서는 미래의 사망률 변화를 가정해야 합니다. 물론 올해 태어난 신생아의 기대 수명을 예측하는 것과 은퇴를 앞둔 세대의 기대 수명을 예측하는 것은 확실성 측면에서 큰 차이가 있습니다.

낮은 추정치와 높은 추정치를 모두 고려할 때, 1950년생 여성의 기대 수명은 80~82세, 남성은 72~73세로 예상됩니다. 젊은 세대일수록 예측이 빗나갈 가능성이 높습니다. 1970년생의 경우 여성의 수명은 평균 84~88세, 남성의 수명은 78~82세 범위로 전망됩니다.

확실하게 말하기 어렵지만 2022년생의 경우, 여성은 기대 수명이 88~99세, 남성은 86~96세일 것으로 예상됩니다. 이는 1900년에 태어난 여성과 남성의 실제 평균 수명이 각각 56세와 48세인 것과 큰 차이를 보입니다. 2022년생의 기대 수명 중간 값은 여성이 93세, 남성이 91세로, 지난 100여 년 동안 여성은 37년, 남성은 43년이나 기대 수명이 증가했다는 점에서 놀라운 진보라 할 수 있습니다.

인간 수명의 한계는 어디까지일까요? 넘을 수 없는 생물학적 한계가 있을까요? 인간이 도달할 수 있는 최대 수명은 과연 몇 살일까요?

18세기 후반, 저명한 자연학자 뷔퐁Buffon은 건강한 사람의 '최대 수명'을 100세로 보았습니다. 당시에는 100세 이상 장수하는 사람이 극히 드물었기 때문입니다. 하지만 생활수준이 개선되고 의학이 발전하면서 인간 수명의 한계는 110세, 나아가 115세로 확장되었습니다.

1995년, 프랑스의 잔 칼망이 120세 생일을 맞이하면서 장수의 역사에 새로운 이정표를 세웠습니다. 칼망은 1997년, 122세 5개월 14일의 나이로 생을 마감했으며 이는 현재까지 공식적으로 인정된 최장수 기록입니다. 일부 다른 초백세인*들이 이 기록을 넘었다고 주장하지만, 이를 입증할 만한 확실한 증거는 나오지 않았습니다. 앙드레 수녀Sœur André로 알려진 루시 랑동Lucie Randon이 새로운 최고령자의 기록에 도전했으나 결국 몇 년 전, 118세의 나이로 별세했습니다. 과연 우리는 이 최고령의 한계를 넘어설 수 있을까요?

---

* 110세를 넘긴 사람들을 일컫는 말. (편집자 주)

잔 칼망이 사망한 이후, 인류 수명의 한계에 대한 논의는 인구학자, 역학자, 통계학자, 수리 모형 전문가들을 통해 지금까지도 활발하게 이어지고 있습니다. 논의는 한 가지 질문으로 좁혀집니다. 100세 이후에 사망 위험은 계속 증가하는가, 아니면 특정한 수준에서 멈추는가? 만약 사망 위험이 특정 시점에서 멈춘다면, 이는 인간 수명에 자연적 한계가 없을 수도 있다는 것을 의미합니다. 이러한 논의는 언제가 될지 모르지만 새로운 초백세인이 잔 칼망의 기록을 경신할 때까지 완전한 결론을 내리기는 어려울 것입니다. 자연의 한계를 넘어설 가능성을 탐구하는 일은 우리에게 끝없는 호기심을 불러일으킵니다. 과연 이 한계를 어디까지 확장시킬 수 있을까요? 한계를 넘어서는 것에 과연 한계가 있을까요?

점점 더 흔해지는 특별한 나이

100세까지 살 확률이 이토록 높았던 시기는 지금까지 없었습니다. 프랑스 통계청에 따르면 1990년, 프랑스에서 100세 이상의 인구는 3,760명이었으나 2060년에는 그 수가 19만 8,645명에 이를 것으로 예측됩니다. 1900년에 겨우 100여 명에 불과했던 것에 비교하면, 이는 엄청난 변화입니다. 이처럼 100세 이상 장수하는 인구가 급증하면서 프랑스 전역이 장수 지역인 블루존이 되는 게 아니냐는 관측도 나오고 있습니다.

1980년대에 들어서면서 새로운 연령층이 통계에 등장했습니다. 초백세인이 바로 그 주인공입니다. 18세기부터 많은 발전이 있어 왔지만 1970년대까지만 해도 인간의 수명은 120세를 넘기기 어렵다고 보았습니다. 그러나 오늘날 일부 과학자들은 노화의 작동 원리 연구와 기술 혁신을 통해 생물학적 노화 과정을 늦출 수 있다면 150세를 넘기는 것도 가능할 것으로 예측합니다. 다만 현재까지는, 단순히 더 많은 사람이 오래 살아남았기 때문에 사망 연령의 상한선이 높아진 것으로 보이며, 인간의 극한 수명이 늘어났다는 결정적인 증거는 아직 없습니다.

1825년 영국 수학자 벤자민 곰퍼츠Benjamin Gompertz는 최초로 인간 수명의 한계를 수학적으로 설명하는 법칙을 내놓았습니다. 곰퍼츠는 20세 이후 사망 위험이 기하급수적으로 증가하는 현상을 근거로 수명에 한계가 있다고 결론지었습니다.[2] 1996년에는 캘리포니아 대학교 케일럽 핀치 Caleb Finch 와 맬컴 파이크Malcolm Pike 가 곰퍼츠 법칙을 최신 사망 자료에 적용해 인간의 최대 수명을 약 120세로 추정 했습니다. 당시로서는 타당한 추정이었습니다. 실제로 그 나이에 도달한 사람은 잔 칼망이 유일했기 때문입니다.[3]

그러나 100세를 넘기는 사람이 점점 늘어나면서 상황은 달라졌습니다. 프랑스의 100세 이상 인구는 10년마다 평 균 두 배씩 증가하고 있습니다. 2023년 기준 프랑스에서 만 약 3만 명, 전 세계적으로는 약 60만 명이 100세 이상 의 고령자이며, 이는 50년 전보다 20배 이상 증가한 수치 입니다. 110세 이상의 초백세인도 수백 명에 달하며, 그 수 는 적지만 꾸준히 증가하고 있습니다.

과연 인간의 수명은 어디까지 늘어날 수 있을까요? 여러 인구통계학자가 100세 이상의 인구 자료를 기반으로 추정 치를 제시했지만, 이 결과를 완전히 신뢰하기는 어렵습니 다. 출생증명서, 세례 증서, 혼인 신고서 등의 관련 문서들 이 대부분 100년 전 것이므로 그 정확성을 입증하기가 어 렵기 때문입니다.

2016년 '뉴욕 알베르트 아인슈타인 의대'의 얀 페이흐

Jan Vijg는 프랑스, 일본, 미국, 영국에서 수집한 자료를 분석한 후, 인간이 125세를 넘어 생존할 확률은 극히 낮다고 결론지었습니다.[4] 반면 로마 사피엔차 대학교의 인구통계학자 엘리사베타 바르비Elisabetta Barbi는 105세 이상의 이탈리아인을 대상으로 연구한 결과, 110세를 넘어서면서부터는 매년 사망 위험이 50%에 달함에도 불구하고 수명에는 제한이 없다는 상반된 결과를 내놓았습니다.[5] 이러한 연구들은 여전히 논란의 여지가 있습니다. 110세 이상 고령자의 나이를 검증하는 과정이 복잡하기 때문입니다. 또한 국제장수데이터베이스IDL나 로스앤젤레스 노인학 연구 그룹의 데이터베이스 등 어떤 자료를 사용하느냐에 따라 110세 이상의 사망률이 달라지기도 합니다. 또한 극단적 고령자의 표본 수가 매우 적어 신뢰할 만한 통계를 얻기 어렵다는 점도 한계로 작용합니다. 19세기에 등장한 곰퍼츠 법칙이 85세 이상에서 유효하지 않은 것도 이러한 맥락에서 이해할 수 있습니다.

과학계에서 장수의 한계에 대한 해석은 여전히 의견이 분분합니다. 보펠을 비롯한 일부 학자들은 114세까지는 데이터를 신뢰할 만하다고 말합니다. 그리고 만약 105세부터 114세까지의 사망률 패턴이 일정하다면 그 이후의 나이에서도 비슷한 사망률 패턴이 유지될 것이라 주장합니다.[6] 반면 러시아 수학자이자 경제학자인 니콜라이 자크 Nikolay Zak 는 초백세인들의 사망 당시 나이를 신뢰하기 어렵다고 지적합니다. 특히 잔 칼망의 경우, 실제로는 수십 년 일찍 사망했으며, 딸이 칼망인 척 행세하며 공식적인 사망 나이를 부풀렸을 가능성을 제기했습니다. 비록 이를 뒷받침할 증거는 없었지만, 이 주장은 언론의 큰 관심을 받았습니다.[7]

잔 칼망의 최장수 기록인 122세 5개월 14일은 아직 깨지지 않았습니다. 일본인 다나카 가네Tanaka Kane 가 119세 107일, 미국인 사라 나우스Sarah Knauss 가 119세 97일, 프랑스인 루시 랑동이 118세 341일의 장수 나이를 기록하면서 그 뒤를 잇고 있습니다. 현재 프랑스에서 출생증명서로 확인된 110세 이상 고령자는 23명이며, 이들은 모두 여성입니다. 전 세계적으로는 300~450명의 초백세인이 있는 것으로 추정되나, 일부는 신원이나 생존 여부가 확실하지 않습니다. 출생 시 기대 수명과 고령자 수명이 꾸준히 늘어남에 따라, 앞으로는 100세를 가뿐하게 넘기는 초백세인이 더욱 많아질 것으로 보입니다.

　장마리 로빈은 잔 칼망의 사망 당시 나이를 검증했던 인구통계학자로, 프랑스 인구 데이터를 기존과 달리 독창적인 방식으로 분석했습니다. 그는 매년 최고령 사망자 중 상위 30명의 나이 변화를 추적하고, 잔 칼망처럼 극히 드문 사례는 데이터에서 제외해 통계적 편향을 최소화했습니다.[8] 그 결과는 명확했습니다. 1946년부터 2016년 동안, 최고령 사망자의 평균 나이는 99세에서 109세로 꾸준히 상승 곡선을 그렸습니다. 이는 인간의 수명이 지속적으로 연장되고 있다는 것을 보여주는 중요한 지표입니다. 2023년에도 이 추세는 계속되고 있습니다. 회의론자에게는 불편할 수 있겠지만, 변화의 흐름은 멈추지 않을 것입니다. 의학은 발전을 거듭하여 거의 모든 연령대에서 사망률을 낮추고, 출생 시 기대 수명을 크게 연장해 왔습니다. 영유아 사망률 감소, 위생 개선, 예방 접종, 항생제 도입으로 초기 생존율이 높아졌고, 그 후에는 당뇨병과 심혈관 질환 치료가 발전하면서 노년기 기대 수명도 늘어났습니다. 암 발병 시기를 늦추는 연구도 계속되고 있습니다. 이제 노화 연구는 가능한 한 많은 사람이 건강하게 오래 살 수 있도록 노화와 관련된 질환을 예방하고 노년층의 사망률을 낮추는 데 초점을 맞추고 있습니다.

미래를 예측하기란 언제나 어렵습니다. 하지만 노화가 가역적일 수 있다는 사실이 밝혀졌고, 신뢰할 만한 검사를 통해 생물학적 나이를 측정하고 과속 노화를 예방하는 법도 연이어 등장하고 있습니다. 지금부터 살펴볼 방법들은, 노화를 더는 피할 수 없는 숙명으로 여기지 않게끔 우리를 잘 이끌어 줄 것입니다.

3부
노화의 속도를 늦춘 사람들의 비밀

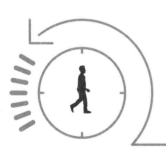

장수의 비밀을 알고 싶다면 어떻게 해야 할까요?

장수 마을들은 모두 비슷한 특징을 가지고 있습니다.

건강하고 균형 잡힌 식단부터 규칙적인 신체 활동

사회적 유대 활동, 스트레스 피하는 낙관주의까지.

지표는 과학적이고 저속노화 비결은 복잡하지 않습니다.

우리는 모두 자신의 노화 속도를 조절할 수 있습니다.

우리는 노화 앞에서 동등하지 않습니다. 하지만 누구나 노화의 속도를 조절할 수는 있습니다. 앞서 살펴본 것처럼 유전적 요인, 즉 물려받은 유전자 변이나 유전체는 장수를 결정하는 핵심 요소가 아닙니다. 오히려 장수에 더 큰 영향을 미치는 것은 생활 방식과 연결된 후성유전체입니다. 배아가 발달하는 과정에서 세포들은 각자의 정체성을 확립합니다. 동일한 유전정보를 가진 세포가 220여 가지 서로 다른 세포 유형으로 분화하는 과정에서 후성유전체가 조정되며, 이는 평생에 걸쳐 계속 변화합니다. 과학자들은 이러한 변화와 세포 노화 지표를 통해 생물학적 나이를 측정하고 노화 속도를 판단합니다.

그렇다면 자연스럽게 떠오르는 질문이 있습니다. 노화를 늦추기 위해 우리는 무엇을 해야 할까요? 가능한 한 건강을 오래 유지하면서 노화와 관련된 질환을 예방할 수 있는 방법은 무엇일까요? 100세 이상 장수하는 이들의 공통점을 살펴보면, 대부분 평생 건강한 생활 습관을 유지해 왔다는 특징이 있습니다. 무엇이 그들을 특별하게 만들었을까요? 그 비결은 과연 무엇일까요?

지금부터 마치 시간을 거스른 듯 오래 살아가고 있는 특별한 지역으로 여러분을 안내하고 그들의 장수 비결을 함께 살펴보도록 하겠습니다.

장수의 낙원, 블루존을 찾아서

수많은 탐험가, 과학자, 인구통계학자들이 장수의 비밀을 찾기 위해 연구를 이어왔습니다. 북부 파키스탄의 훈자족이 살고 있는 계곡, 에콰도르의 빌카밤바, 압하스인이 사는 캅카스 지역은 장수의 낙원으로 알려졌고, 이 지역만의 특별한 장수 비결이 있을 것이라는 기대를 모았습니다. 마침내 1973년, 미국인 의사 알렉산더 리프Alexander Leaf가 이 장수 지역들을 직접 방문한 후《내셔널 지오그래픽》에 탐사 여행기를 발표했습니다.[1] 리프는 방문한 지역들의 100세 이상 인구 비율이 서구 사회보다 무려 10배나 높다고 밝혔습니다. 그러나 6년 후, 리처드 매제스Richard Mazess와 실비아 포먼Sylvia Forman의 연구를 통해 빌카밤바의 고령자 나이가 사회적 인정이나 관광 홍보를 위해 과장되었다는 사실이 밝혀졌고,[2] 1981년에 리프 역시 이를 인정했

습니다.[3]

사람들은 성경에 등장하는 장수한 족장의 나이에 대한 해석만큼이나 실제 고령자들의 장수 나이에 많은 관심을 보였지만, 1970년대 이전에 보고되었던 극단적인 고령자들은 누구도 인구통계학적인 검증을 통과하지 못했습니다.

그러나 산업이 발전하면서 100세 이상 고령 인구가 전례 없이 급증하고 있다는 사실이 국제장수데이터베이스를 통해 입증되면서 '장수에 대한 관심'은 새로운 국면으로 접어들게 됩니다.[4] 그리고 이러한 분위기 속에서 블루존 Blue Zone 이 세상에 모습을 드러냈습니다.

1999년 10월, 프랑스 몽펠리에 Montpellier 에서 열린 국제장수데이터베이스 회의에서 사르데냐 Sardaigne 출신 의사 잔니 페스 Gianni Pes 가 놀라운 연구 결과를 발표했습니다. 사르데냐 언어로 "100세까지 살라"는 뜻을 지닌 아켄탄노스 Akentannos 연구를 통해, 누오로 Nuoro 주의 산악지대에 100세 이상의 고령자들이 예외적으로 많이 살고 있다는 사실을 발표했습니다. 남녀의 장수 비율이 거의 동일하다는 점도 주목할 만했습니다.[5] 서구 사회에서는 여성의 장수 비율이 남성보다 훨씬 높고, 100세 이상 인구 중 여성이 차지하는 수가 남성보다 5~7배 가량 많기 때문입니다.[6] 회의에 참석한 인구통계학자들은 이 결과가 신뢰할 만한지 검증하고자 했고, 미셸 풀랭Michel Poulain과 잔니 페스가 철저한 조사에 나섰습니다. 그 결과는 놀라웠습니다. 사르데냐의 장수 현상은 사실로 입증되었고, 국제 학술회의에서 그 검증 결과가 발표되었으며 학술지에도 게재되었습니다.[7] '블루존'이라는 명칭은 연구자들이 이 특별한 지역을 지도에 파란색으로 표시한 것에서 비롯되었습니다. 사르데냐의 산악 지대는 상대적으로 고립되어 있었지만, 필요한 행정 문서가 잘 보존되어 있어서, 누오로 주 남성의 특별한 장수 현상을 과학적으로 입증할 수 있었습니다. 이렇게 최초의 블루존이 탄생했습니다. 그리고 2005년부터 풀랭과 페스는 댄 뷰트너Dan Buettner와 함께 전 세계의 새로운 블루존을 찾아 나서기 시작했습니다.[8]

사르데냐 바르바자

사르데냐의 100세 이상 인구 비율은 유럽 평균보다 다섯 배나 높습니다. 이 섬의 첫 번째 블루존은 산악 지역 바르바자Barbagia 입니다. 사르데냐에는 장수인들이 모여 사는 지역이 세 곳이나 있습니다. 이 지역 사람들의 평균 수명은 이미 높은 수준인 사르데냐의 평균 수명조차 훌쩍 뛰어넘었습니다. 바르바자의 올롤라이Ollolai 와 세울로Seulò 의 8개 마을, 올리아스트라Ogliastra 의 7개 마을, 그리고 사르데냐 남부에 있는 3개의 마을이 바로 그곳입니다.

특히 주목할 만한 곳은 바르바자 지역의 누오로 주입니다. 이곳은 전 세계에서 100세 이상 남성이 가장 많이 사는 곳으로, 인구 10만 명당 31명이 100세를 넘기는 것으로 나타났습니다. 더욱 놀라운 것은 오지 마을의 경우에는, 다섯 명 중 한 명이 90세 이상이라는 사실입니다. 지리적 고립으로 인해 외부인 유입이 제한되고, 근친혼으로 인한 유전적 요인이 있을 수도 있지만, 연구진은 이보다 더 중요한 요인이 있을 것으로 보았습니다.[9]

염증, 암, 심장 질환 관련 유전자를 분석한 결과, 사르데냐 주민들에게서 특별한 유전적 특징은 발견되지 않았습니다. 이는 다른 100세 인구 지역에서도 마찬가지였습니다. 따라서 연구진은 장수의 비결로 유전보다는 환경, 생활 방식, 식습관, 사회적 유대 관계에 주목하게 되었습니다.

사르데냐 주민들에게 장수의 비결을 물으면 대부분 가족과 공동체의 중요성을 강조합니다. 이곳에서는 고령자들이 요양원이 아닌 가족들과 함께 생활하다가 생을 마무리하는 것이 일반적입니다. 이탈리아에서 실시한 한 연구는, 정신적으로 건강한 고령자들이 더 뛰어난 회복력을 보이며, 우울증 발생률이 낮고, 사회적 관계에 대한 만족도가 높다는 사실을 알아냈습니다.

사르데냐의 100세 이상 고령자들은 대부분 평생 동안 농부나 목동으로 살아갑니다. 즉, 야외에서 꾸준히 신체 활동을 해야 하는 환경입니다. 게다가 알코올과 담배는 거의 입에 대지 않았습니다.

이곳의 식단은 흔히 '지중해식 식단'으로 알려져 있으며, 장수에 있어서 핵심 역할을 담당합니다. 사르데냐의 기후와 비옥한 토양은 식생활을 건강하게 유지할 수 있도록 최적의 조건을 제공합니다. 육류는 주 1회 이하로 제한하며, 대신 다양한 채소를 풍부하게 섭취합니다. 토마토, 가지, 콩, 통밀 빵과 함께 방목해서 키운 양에서 얻은 페코리노 치즈와 올리브오일, 폴리페놀이 풍부한 현지 와인이 주로 식탁에 오릅니다. 이들은 특별한 영양 지도 없이도 자연스럽게 균형 잡힌 식사를 평생 유지해 왔습니다.

사르데냐에 관한 연구를 종합해보면 균형 잡힌 식사, 규칙적이고 적당한 신체 활동, 가족 및 이웃과의 긴밀한 유대가 장수의 핵심 요소로 보입니다.

하지만 건강한 장수의 비결이 꼭 사르데냐에만 있는 것은 아닙니다.

일본 오키나와

일본은 세계에서 100세 이상 인구가 가장 많은 나라입니다. 1963년 노인복지법 제정 당시 단 153명에 불과했던 일본의 100세 이상 인구는 지난 50년 동안 꾸준히 증가해 왔습니다. 1981년에 1천 명을 돌파했고, 1998년에는 1만 명을 넘어섰습니다. 일본 보건복지부의 2021년 9월 1일 발표에 따르면, 2020년에서 2021년 사이에만 100세 이상 고령자가 6,060명 늘어났으며, 2023년에는 100세 이상의 고령자 수가 9만 2,138명에 달했습니다.

특히 일본은 110세 이상 초백세인이 많은 것으로 유명합니다. 2022년 4월 19일에 다나카 가네가 119세로 생을 마감하면서, 그는 잔 칼망 이후로 두 번째 최고령자가 되었습니다. 스미야마 우메노Sumiyama Umeno와 고다마 코우메 Kodama Koume 자매는 107년 하고도 300일을 더 살아서 세계 최고령 쌍둥이라는 기록을 세웠습니다. 나라현의 우에다 미키조Ueda Mikizô는 112세로 생을 마감하며 세계 최고령 남성으로 이름을 남겼습니다.

일본에서 100세 이상 인구 밀집도가 가장 높은 곳은 남서쪽의 오키나와 군도입니다. 이곳에서는 1만 명당 6.5명이 100세를 넘길 것으로 추측되는데, 이는 미국의 1.73명과 비교하면 월등히 높은 수치입니다. 특히 오키나와 여성은 북미 여성보다 100세까지 살 확률이 3배나 높습니다.

사르데냐와 마찬가지로, 오키나와 식단도 식물성 식품이 중심을 이룹니다. 잎채소와 고구마, 생선과 해산물이 주요 식재료입니다. 100세를 넘긴 오키나와 사람 대부분은 평생 자신의 정원에서 채소를 가꾸며 적절한 신체 활동을 유지하고, 스트레스가 적은 삶을 살아 왔습니다. 오키나와의 전통 식사법인 '하라하치부腹八分'는 유교 사상에 기반을 둔 것으로, 배부르기 전에 식사를 멈추는 것을 뜻합니다. 이는 일반적인 권장 수치보다 약 25~30% 적게 칼로리를 섭취하는 결과로 이어집니다. 1일 활동량이 적은 편인 키 180cm, 체중 80kg의 남성이 하루에 약 2,000~2,500칼로리를 섭취한다고 했을 때, 하라하치부를 실천한다면 이보다 약 750칼로리 정도를 덜 먹게 됩니다. 이는 다소 부족해 보일 수 있지만, 실제로는 합리적인 수준입니다. 적절한 칼로리 제한은 심혈관 질환과 특정 암의 발병 위험을 낮추는 데 도움이 됩니다.

오키나와 고령자의 또 다른 특징으로는 매우 활동적인 생활을 들 수 있습니다. '모아이模合'라는 정기적인 모임을 통해 끈끈한 사회적 유대를 유지합니다. 또한 '이키가이生き甲斐'라는 삶의 목적성을 매우 중요하게 여기는데, 이는 매일 아침 기꺼이 일어나게 하는 이유가 되어줍니다. 섬 전체가 활발한 사교 활동으로 가득하며, 정원 가꾸기나 산책 같은 가벼운 신체 활동이 일상에 자리 잡고 있습니다. 그러나 최근 수십 년간 오키나와 주민들의 식단에 변화가 일어났습니다. 해조류와 강황 섭취는 줄어들고 우유와 육류 소비는 늘어났습니다. 그러나 생선, 두부, 현미, 녹차, 마늘과

같은 전통적인 건강식품은 여전히 식단의 중심을 차지하고 있습니다.

그리스 이카리아

에게해 동부의 작은 섬 이카리아는 마치 시간이 멈춘 듯한 곳입니다. 2050년까지 이 섬의 주민 셋 중 한 명이 90세에 도달할 것으로 예측되는데, 이는 같은 시기 유럽 전역에서 65세 이상 인구가 총 인구의 3분의 1에 이를 것이라는 전망과 비교하면 놀라운 수치입니다. 이 지역에서는 암, 심혈관 질환, 당뇨병, 치매의 발생률이 그리스의 다른 지역보다 현저히 낮습니다. 8천여 명의 섬 주민들은 여유롭게 늦잠을 즐기며, 대부분 시계 없이 살아갑니다. 이들의 하루는 채소밭을 가꾸고 이웃을 만나 식사를 즐기는 것으로 채워져 있습니다. 대도시의 스트레스에서 벗어난 여유로운 삶이 이들의 장수 비결로 꼽힙니다. 2009년에는 이카리아 주민의 13%가 80세를 넘겼는데, 이는 그리스 평균인 5%와 세계 평균인 1%를 크게 웃도는 수치입니다. 심지어 주민 3명 중 1명은 90세까지 건강하게 오래 살 것으로 예측되었습니다.

다른 블루존 지역처럼 이카리아 역시 지중해식 식단을 따릅니다. 신선한 잎채소와 각종 채소, 콩류와 완두콩, 제철 과일, 올리브오일이 식단의 중심을 이루며, 여기에 생선과 염소 우유, 유제품을 더하고 아주 가끔 양고기를 곁들입니다.

이카리아 주민들이 설탕 대신 꿀을 먹는다는 사실은 특히 눈여겨볼 만합니다. 또한 매일 커피와 레드 와인을 즐기고 로즈메리, 세이지, 오레가노, 쑥으로 만든 허브차를 마십니다. 또한 그리스 정교회의 전통에 따라 정기적으로 금식을 실천하는데, 이는 자연스럽게 칼로리 제한으로 이어지며 오키나와의 '하라하치부'와 비슷한 효과를 가져다줍니다.

지금까지 수많은 연구를 통해 지중해식 식단이 신체와 정신 건강을 높인다는 게 입증됐습니다. 이카리아를 포함한 세 블루존 지역의 사례는 이러한 연구 결과를 더욱 강하게 뒷받침해주고 있습니다.

코스타리카 니코야

네 번째 블루존은 코스타리카의 니코야Nicoya 반도입니다. 코스타리카는 출생 시 기대 수명이 여성은 82.1세, 남성은 77.4세로 이미 비교적 높은 편입니다. 그런데 니코야 반도에서는 특히 남성 인구의 장수가 두드러집니다. 니코야에 사는 60세 남성은 코스타리카의 다른 지역 남성보다 100세를 넘길 확률이 무려 7배나 높습니다. 암으로 인한 사망률 역시 코스타리카 평균보다 23% 나 낮았습니다. 사르데냐, 이카리아, 오키나와처럼 니코야도 수백 년 동안 비교적 고립된 지역이었습니다. 이러한 고립 덕분에 패스트푸드와 탄산음료 같은 현대화의 부정적 영향을 피할 수 있었던 것으로 보입니다. 니코야 주민들의 식단은 주로 식물성 음식으로 구성되어 있습니다. 호박, 검은콩, 고구마 등이 주요 식재료이며, 옥수수 토르티야 같은 곡류, 파파야와 바나나 같은 열대 과일을 즐겨 먹습니다. 여기에 달걀, 닭고기, 돼지고기 같은 육류도 식단에 포함됩니다. 니코야의 100세 이상 고령자들은 신체적으로 매우 활동적이며, 가족 간 유대가 강하고, 깊은 종교적 신념을 지니고 있습니다. 이들은 일을 사랑하고 스트레스를 거의 받지 않으며, 대체로 긍정적이고 명랑하게 살아갑니다.

캘리포니아 로마린다

북미의 유일한 블루존은 캘리포니아 남부의 로마린다Loma Linda 입니다. 로스앤젤레스에서 동쪽으로 약 100 km 떨어진 이 도시에는 제칠일안식일예수재림교Seventh-day Adventist Church 신자 약 9천 명이 거주하고 있습니다. 따라서 이 종교 단체의 생활 방식과 규율이 이 지역의 특별한 장수 비결로 작용했을 가능성이 높습니다. 현재 30세인 안식일교 신자는 같은 나이의 캘리포니아 남성보다 평균 7.3년, 여성의 경우에는 평균 4.4년 더 오래 살 것으로 예상됩니다. 안식일교 신자의 절반은 채식주의자이거나 육류를 거의 섭취하지 않는데, 채식을 따르지 않는 신자의 경우에는 심혈관 질환 발병 위험이 채식을 하는 집단보다 두 배나 높았습니다. 신자 대부분은 술과 담배를 멀리하는데, 이들의 폐암 발병률은 미국 평균보다 현저히 낮습니다. 이들은 주로 견과류와 채소와 물을 섭취하고 인공 설탕은 먹지 않습니다. 안식일교 신자이자 로마린다 대학교의 심장 전문의인 게리 프레이저Gary Fraser 박사는 이러한 식단을 따르는 사람은 그렇지 않은 사람보다 평균 10년은 더 오래 산다는 연구 결과를 발표했습니다. 그 와중에 생선까지 즐겨 먹는 신자가 완전 채식주의자인 신자보다 더 오래 산다는 흥미로운 결과도 나왔습니다. 채식만 할 경우 일부 영양소가 부족해지기 때문인 것으로 보입니다. 미국인의 약 3분의 2가 심혈관 질환이나 암으로 사망하는 현실을 고려하면, 건강한 생활 방식을 실천하는 안식일교 신자들의 장수는 자연스러운 결과입니다.

또한 안식일교 신자들은 신체 활동을 활발히 하며 신앙 공동체와 강한 유대감을 형성합니다. 이들은 서로 돕는 것을 권장하는 교회의 가르침을 충실히 실천하며 살아갑니다.

의학의 발전 덕분에 기대 수명은 꾸준히 늘어나고 있습니다. 그렇다면 앞으로 블루존은 점점 더 많아지게 될까요? 분명한 것은 오늘날에도 새로운 블루존이 계속 발견되고 있다는 사실입니다. 저 역시 최근에 이를 직접 확인하게 되었습니다.

새로운 블루존

이 책을 집필하던 중, 저는 카리브해의 마르티니크Martinique로 출장을 떠났습니다. 그곳에서 노화 연구에 대한 최신 성과를 발표할 예정이었습니다. 발표를 마친 후, 참석자였던 한 의사가 자신이 사는 지역에 100세 이상의 고령자가 많다는 흥미로운 이야기를 들려주었습니다. 저는 곧바로 프랑스 통계청 데이터를 살펴보고, 그가 알려주었던 '고령자의 천국'에 대해 간단히 조사하기 시작했습니다. 그리고 카리브해 지역의 100세 이상 고령자 비율이 유럽 대륙의 프랑스보다 두세 배 높다는 것을 확인했습니다. 학회에 참석했던 의료 정책 관리자이자 피부과 전문의인 아리아드나 오르티스 브뤼게스Ariadna Ortiz Brugués 박사는, 이 지역이 새로운 블루존일 수 있다는 가능성을 제시했습니다. 이에 저는 인구통계학자 미셸 폴랭이 정의한 '블루존'의 기준을 다시 한 번 검토하며 자료를 살펴보았는데, 놀랍게도 같은 날인 2023년 3월 21일, 루뱅 대학에서 마르티니크를 세계다섯 번째 블루존으로 발표했다는 것을 알게 되었습니다. 보도 자료에는, 마르티니크 지역의 기대 수명이 매우 높고,

100세 이상 인구 비율이 유럽 대륙의 프랑스보다 두 배 이상 많다고 나와 있었습니다.

이후에도 블루존 목록은 계속해서 늘어나고 있으며, 그리스와 중국에서도 유사한 장수 특성을 지닌 지역이 새롭게 발견되었습니다.[10]

일반적으로 기대 수명의 증가는 산업 발전국의 경제적 번영이나 사회 계층과 관련되어 있습니다. 그러나 흥미롭게도 블루존 주민들은 상대적으로 낮은 경제적 수준에도 불구하고 장수를 누리고 있습니다. 이는 장수의 비결이 단순히 경제적 요인에만 있지 않다는 것을 시사합니다.[11]

블루존 지역 주민들은 서로 다른 문화권과 환경 속에서 살고 있지만, 놀랍게도 매우 유사한 특징을 보입니다. 80세가 넘어도 대부분 활발히 일하며 자연스럽게 자주 몸을 움직입니다. 스트레스가 적고 우울증이나 치매의 발병률이 낮은 것도 동일합니다. 식단은 지역별로 차이가 있으나, 신선한 식재료를 사용하고 육류 소비가 적으며 가공식품을 거의 섭취하지 않습니다. 더불어 가족 간 유대가 강하고, 지역사회의 긴밀한 사회적 관계가 사회적 약자와 저소

득층을 비롯한 모든 사회 구성원들에게 든든한 지원망이 되어줍니다.

블루존의 비결은 크게 네 가지로 요약할 수 있습니다. 건강한 식단, 규칙적인 신체 활동, 효과적인 스트레스 관리, 그리고 강한 사회적 유대입니다. 이 네 가지 요소들 모두 건강하게 100세를 맞이하는 비결로 작용할 수 있습니다. 과학적 증거 또한 계속 쌓이고 있습니다. 블루존 주민을 비교하는 연구들은 유전학, 후성유전학, 인류학 등 다양한 분야에서 진행되었고, 현재에도 활발히 이루어지고 있습니다.

블루존 사례는 건강하게 오래 살기 위해 일상에서 실천할 것들을 보여줍니다. 생물학적 나이를 관리하고 건강 수명을 연장하며 젊음을 오래 유지하기 위한 노력은 지금 시작해도 늦지 않습니다. 삶을 사랑하고 일상에 대해 감사하고 있다면 건강과 노화를 적극적으로 관리하는 것이 필요합니다. 저를 비롯한 연구원들은 지금도 실험실에서 노화 해방을 실현할 기술들을 개발 중이며, 언젠가는 모두가 이 기술들을 누릴 수 있는 날이 올 것입니다.

블루존에서 발견한 장수 비결

앞서 살펴본 것처럼, 나이가 들면서 발생할 수 있는 질병의 위험을 특정 혈액 지표를 통해 평가할 수 있습니다. 고혈압, 고혈당, 비정상적인 중성 지방과 고밀도 지단백 수치, 과체중 및 비만은 실제 나이보다 생물학적 나이를 높이는 요인입니다. 이것들은 제2형 당뇨병, 심혈관 질환, 암, 신경 퇴행성 질환, 관절염, 골다공증과 같은 질병의 위험을 높일 수 있습니다. 특히 비만은 좌식 생활이나 신체 활동 부족으로 이어지는 경우가 많습니다. 비만이 활발한 사회적 관계를 형성하는 데 걸림돌이 될 수 있기 때문입니다.

혈액 수치 이상은 식단, 신체 활동, 사회적 관계, 스트레스 수준과 긴밀하게 연결되어 있습니다. 이 네 가지 요소는 블루존에서 발견한 장수의 핵심 요인이기도 합니다. 이 중 어느 하나라도 문제가 생겨 균형이 무너지면 노화가 가속

될 수 있습니다.

이제 장수의 비결로 알려진 이 네 가지 핵심 요소를 하나씩 자세히 살펴보도록 하겠습니다.

식단

건강하고 균형 잡힌 식단, 하루에 다섯 가지 이상의 과일과 채소 및 다양한 식품을 섭취하는 것은 '건강하게 사는 것'에 중요한 영향을 미칩니다. 1부에서 언급한 '세계 질병 부담' 연구팀의 연구원들은, 전 세계 각국의 '연령별 기대 수명'과 만성 질환으로 인한 '사망률'을 분석한 후 식습관이 기대 수명과 밀접한 관련이 있다는 사실을 밝혀냈습니다. 1990년부터 2017년까지 195개 국가에서 진행된 이 연구에 따르면 과일, 채소, 통곡물, 유제품, 견과류, 불포화 지방산, 칼슘, 식이섬유가 부족한 식단과 붉은 고기, 가공육, 설탕, 포화지방, 나트륨이 많이 포함된 식단은 모두 건강을 위협합니다.[12]

연구진들은 잘못된 식습관이 건강 수명*을 얼마나 단축

---

* 기대수명에서 질병 또는 장애를 가진 기간을 제외한 수명. 신체적으로나 정신적으로 특별한 이상 없이 생활할 수 있는 기간을 의미한다. (편집자 주)

시키는지 구체적으로 계산했습니다. 그리고 그 결과는 매우 충격적이었습니다. 잘못된 식단으로 인한 조기 사망자가 1,100만 명에 달했는데, 이는 전체 사망자의 22%에 해당합니다. 건강 수명은 약 2억 5,500만 년 줄어들었고, 이는 총 건강 수명 손실의 15%에 해당했습니다. 나트륨 과잉 섭취 때문에 300만 명이 조기 사망했고, 이로 인해 건강 수명은 7,000만 년 정도 손실되었습니다. 통곡물 섭취 부족으로 300만 명이 조기 사망했고, 이로 인해 건강 수명은 8,200만 년 줄었으며, 과일 섭취 부족으로 200만 명이 조기 사망하고 건강 수명은 6,500만 년 줄어들었습니다. 잘못된 식단이 부른 주된 사망 원인은 심혈관 질환이었고, 그 뒤를 암과 비유전성 제2형 당뇨병이 차지했습니다.

식단이 세포 수준에 미치는 영향과 생물학적 나이에 미치는 영향, 그리고 이러한 변화를 되돌릴 수 있는지에 대한 연구 결과들은 최근에서야 밝혀지기 시작했습니다. 이제는 '블루존' 식단이 건강 수명을 얼마나 연장시키는지, 그 구체적인 내용을 살펴보도록 하겠습니다.

칼로리 제한

건강하고 균형 잡힌 식사는 자연스럽게 칼로리 제한으로 이어집니다. 칼로리 제한은 수 세기 동안 많은 이들의 관심을 받아왔습니다. 의학계는 '적게 먹기'와 '오래 살기'가 어떤 연관이 있는지 처음부터 주목해 왔습니다. 고대 그리스의 히포크라테스도 이를 언급한 바 있으며, 15세기 베네치아의 루이지 코르나로Luigi Cornaro는 자신의 칼로리 제한 경험을 『절제된 삶에 대하여Discourses on the Sober Life』라는 책으로 남겼습니다. 코르나로는 102세까지 살았습니다. 1733년에, 벤저민 프랭클린Benjamin Franklin은 『가난한 리처드 씨의 연감Poor Richard's Almanack』에 "오래 살고 싶다면 적게 먹어라"라고 기록했습니다.

'블루존'으로 알려진 장수 지역 주민들의 식습관을 살펴보면 건강에 좋은 식단이 일상에 자리하고 있습니다. 그중 가장 유명한 '지중해식 식단'[13]은 제2형 당뇨병의 위험을 낮추고[14] 심혈관 건강을 개선합니다.[15] 최근에는 운동선수들도 체력과 경기력 향상을 위해 이 식단을 선호하기 시작했습니다.[16]

오키나와 주민들의 '하라하치부' 식습관도 주목할 만합

니다. 이들은 배가 부르기 전에 식사를 멈춥니다. 오키나와에서는 채소와 생선을 많이 먹고, 육류와 설탕을 최대한 적게 먹습니다. 이러한 식단은 약 25~30%의 칼로리를 감량하는 효과가 있으며, 지중해식 식단과 유사한 특징을 보입니다.

하지만 칼로리 제한의 효과는 여전히 논란거리입니다. 예쁜꼬마선충부터 생쥐, 인간과 가까운 영장류에 이르기까지 실험 대상이 너무도 다양하고, 실험마다 칼로리 제한의 정도와 시작 시기가 다르기 때문에 실험실에서 확정적인 결과를 도출하기에는 무리가 있습니다. 게다가 칼로리가 같더라도 섭취한 음식이 달라서 단순 비교도 어렵습니다.

그럼에도 칼로리 제한이 건강에 바람직한 영향을 미친다는 사실은 분명합니다. 게다가 이러한 논란 자체에도 의미가 있습니다. 연구 과정에서 발생한 논란은 새로운 연구 방향과 아이디어를 제시해주기 때문입니다.

칼로리 제한 연구는 1929년 미국의 경제 대공황 시기에 시작되었습니다. 코넬 대학교의 젊은 연구원 클라이브 맥케이Clive McKay는 쥐를 대상으로 성장 지연과 수명의 관련성을 알아보기 위해 연구비를 지원받았습니다. 영양 부족이 건강과 수명에 미치는 영향을 둘러싸고 벌어진 논쟁에 마침표를 찍기 위해서였습니다. 1939년에 진행된 첫 실험은 놀라운 결과를 보여주었습니다. 맥케이는 성장과 발달, 노화가 동일한 생체 시계의 영향을 받는다고 가정하고, 성장 속도가 느려지면 노화 속도도 느려진다는 가설을 세웠습니다. 이 가설을 위해, 생존에 필요한 최소량의 음식만을 쥐에게 제공하였습니다. 그 결과, 실험용 쥐는 성장 속도가 느려지고 번식력이 감소하는 부작용[17]을 겪었지만, 수명은 오히려 늘어났습니다. 맥케이는 부작용을 줄이기 위해 어린 쥐가 섭취하는 칼로리를 45% 정도만 제한했고, 그 결과 수컷은 25%, 암컷은 40% 정도 평균 수명이 늘어난 것을 확인했습니다.[18] 1986년, 생쥐를 대상으로 한 후속 실험에서도 동일한 결과가 나왔습니다.[19] 또한 노화 연구에 자주 사용되는 실험체인 초파리, 물벼룩, 예쁜꼬마선충 등에서도 비슷한 결과가 관찰되었습니다. 이러한 결과는 칼로리 제한을 통해 인간의 수명을 200세까지 늘릴 수 있다는 가능성을 시사하며 연구자들에게 큰 영감을 주었습니다.[20] 맥케이는 남은 생애 동안 이 연구에 헌신했으며, 이후 수많은 과학자가 칼로리 제한의 생물학적 원리를 밝히기 위해 이 연구를 이어나갔습니다.

미토콘드리아는 우리가 움직이거나 숨 쉴 때마다 에너지를 만드는 작은 공장입니다. 1부에서 설명했듯이, 미토콘드리아의 기능 저하는 세포 노화의 주요한 특징입니다. 또한 미토콘드리아가 에너지를 생산하는 과정에서 발생하는 활성 산소는 세포의 구성 요소를 손상시킬 수 있습니다.

연구진은 칼로리 제한의 장점을 설명하면서, 음식을 많이 섭취할수록 몸이 더 많이 활성화되어 미토콘드리아에서 더 많은 활성산소가 생성되고, 이로 인해 DNA가 손상되며 노화가 가속되고 질병 위험이 증가한다고 밝혔습니다. 반대로 음식을 적게 섭취하면 활성산소 생성이 줄어들어 노화를 늦출 수 있다고 강조했습니다. 칼로리 제한 연구가 계속해서 긍정적인 결과를 보이자, 연구진은 이를 다른 동물을 통해서도 시험해 보기로 하고 유전적으로 균일한 동물군이 아닌 야생 생쥐와 붉은털원숭이로 실험 대상을 확대했습니다. 인간을 대상으로 하는 연구는 너무 복잡하고 오랜 시간이 소요되므로, 연구자가 살아 있는 동안 완료하기 어렵다는 이유로 불발되었습니다.

그런데 야생 생쥐를 대상으로 한 실험에서는 의외의 결과가 나왔습니다. 섭취 칼로리를 30% 줄였더니 일부 생쥐는 수명이 늘어났지만, 어떤 생쥐의 수명에는 변화가 없었고, 심지어 수명이 줄어든 생쥐도 있었습니다.[21] 기존의 긍정적인 전망에 의문을 제기하는 결과가 나온 것입니다.

1987년에 시작된 붉은털원숭이 실험 역시 흥미로운 결과를 보여주었습니다. 연구진은 붉은털원숭이 121마리를 대상으로 25년간 30% 칼로리 제한 실험을 진행했는데 그 결과, 식단 제한 시작 시기와 관계없이 평균 기대 수명에는 유의미한 차이가 없다는 결론이 나왔습니다.[22] 그러나 이 연구는 중요한 사실 하나를 밝혀냈습니다. 칼로리 제한이 콜레스테롤 수치를 개선하고, 암과 심혈관 질환의 위험을 낮추며, 면역 체계를 젊게 유지하고, 신경 생성과 인지 기능을 향상시켰다는 것입니다.[23] 비록 수명이 늘어나지는 않았지만, 노화와 관련된 질병이 줄어든다는 매우 중요한 사실을 발견하게 된 것입니다.

이후 진행된 붉은털원숭이 후속 연구에서는 또 다른 결과가 나왔습니다. 칼로리 제한이 건강을 개선시킬 뿐 아니라 수명을 연장하는 효과도 있다는 것이 다시 확인된 것입니다.[24] 다른 영장류인 회색쥐여우원숭이를 대상으로 한 실험에서도 유사한 결과가 관찰되었습니다. 칼로리를 제한한 원숭이의 수명이 무려 50% 가까이 늘어났던 것입니다![25] 칼로리 제한을 하지 않은 원숭이의 중위 생존 기간이 6.4년이었던 반면, 제한 그룹의 생존 기간은 9.6년으로 늘어났습니다. 최대 수명도 많이 늘어났습니다. 대조군의 마지막 원숭이가 11.3세로 사망했을 때도 실험군에서는 3분의 1 이상이 여전히 생존해 있었습니다. 이러한 연구를 통해 칼로리 제한이 다양한 생리적 지표를 개선하고, 평균 수명과 최대 수명 모두를 늘릴 수 있다는 가능성이 입증되었습니다. 성체가 된 후에 시작한 칼로리 제한도 효과가 있었다는 사실은 특히 주목할 만합니다. 다만 이 경우 수명 연장 효과는 상대적으로 적게 나타났습니다.

오키나와 주민들의 생활 방식과 지중해식 식단의 효과에 대한 관심이 높아지면서 다양한 실험들이 이어졌습니다. 하지만 칼로리 제한이 인간의 수명 연장으로 이어진다고 확신할 만한 결과는 쉽게 나오지 않았습니다.

그러던 와중에 칼로리 제한을 직접 실천하고자 하는 사

람들이 등장했습니다. 1990년대에 미국에서 '칼로리제한협회Calory Restriction Society'가 설립되었는데, 이 협회의 회원들은 칼로리 섭취를 엄격히 제한하며 실험 대상을 자처했습니다. 당시까지 인간을 대상으로 한 칼로리 제한 실험은 이루어진 적이 없었기 때문에 주목할 만한 과정이었습니다. 그리고 2009년, 워싱턴대학교 연구팀은 평균 7년간 칼로리를 제한해 온 사람들의 혈액을 채취해 여러 혈액 지표와 함께 인슐린유사성장인자 IGF-1 단백질의 순환 수치를 측정했습니다. IGF-1은 다양한 동물 실험을 통해 수명과 관련이 있는 것으로 밝혀진 성장인자입니다. 예쁜꼬마선충과 생쥐의 경우 IGF-1 수치가 낮으면 수명이 늘어났습니다. 그러나 '칼로리제한협회' 회원들의 IGF-1 수치는 예상과 달리 줄어들지 않았습니다. 음식 섭취가 IGF-1 수치에 영향을 미친다는 게 이미 잘 알려진 상태였기 때문에 이러한 결과는 다소 의외였습니다. 실제로 채식주의자의 IGF-1 수치는 잡식주의자보다 낮고, 단백질 섭취를 줄이면 IGF-1 수치 역시 점차 낮아진다는 것은 잘 알려진 사실입니다.

서던캘리포니아 대학교 발터 롱고Valter Longo 박사는 암 치료에 영향을 미치는 단식의 효과를 연구해 주목받았고, 2014년에는 단백질 섭취와 IGF-1 수치의 관계를 밝혀냈습니다. 6,000명이 넘는 성인을 대상으로 한 이 연구는 단백질을 많이 섭취할수록 IGF-1 수치가 높아지고 암세포가 더 빠르게 자랄 수 있다는 결과를 보여주었습니다.[26] 언론에서는 이 연구 결과에 큰 관심을 보였고, 영국 일간지 《타임스》는 "담배보다 닭고기가 더 위험하다"는 자극적인 제목을 내보내기도 했습니다. 하지만 이 연구의 핵심은, 단순히 단백질을 많이 섭취하면 암에 걸릴 확률이 높아진다는 결론에 있지 않습니다. 그보다 이 연구는 칼로리 제한이 연령에 따라 수명과 건강에 각각 다른 결과를 불러일으킨다는 점을 시사하고 있습니다. 즉, 50~65세 사이의 연령대에서는 단백질을 많이 섭취할 경우 암 발병 위험이 확실히 높아졌습니다. 그러나 65세 이후에는 오히려 반대 현상이 나타났습니다. 단백질을 적게 섭취한 사람들이 단백질을 충분히 섭취한 사람들에 비해 암으로 사망할 위험이 70% 높았고, 다른 원인으로 인한 사망 위험 또한 28% 더 높았습니다.

이는 모든 연령대에 똑같이 적용할 수 있는 유일한 식이 규칙은 없다는 것을 잘 보여줍니다. 즉, 나이에 따라 식단을 다르게 구성하거나, 칼로리 제한을 무제한 지속하지 않아야 함을 알려줍니다.

그럼에도 발터 롱고의 연구는 장기간의 칼로리 제한이 예상치 못한 이점을 가져온다는 점도 명확히 보여주었습니다. 건강한 성인의 경우 칼로리 제한을 통해 전반적인 삶의 질, 기분, 수면, 성기능이 개선되었고,[27] 체지방 감소로 체중도 줄었습니다.[28] 또한 장기적인 칼로리 제한은 '대사 적응'을 유도해 인슐린 수치, 체온, 에너지 소비, 염증 지표와 같은 주요 생리적 기능을 조절해 주었습니다.[29]

결론적으로, 평생 동안 균형 잡힌 식단을 유지하며 평균보다 30% 적게 칼로리를 섭취하면 수명 연장에 도움이 됩니다. 이는 인간을 포함한 여러 동물을 통해서도 이미 입증되었습니다.[30] 이밖에도 건강을 위해 알아봐야 할 또 다른 요소가 있습니다. 바로 단식입니다.

단식

단식은 크게 두 가지로 나눌 수 있습니다. 14~48시간 동안 영양소 섭취를 완전히 중단한 뒤에 다시 식사를 시작하는 '간헐적 단식'과 며칠 연속으로 음식을 먹지 않는 '지속적 단식'입니다. 단식은 1980년대에 식사 조절법으로 등장했으며,[31] 현재는 칼로리 제한과 함께 큰 관심을 받고 있습니다. 그렇다면 과학적으로 입증된 단식의 효과는 무엇일까요? 여러 동물 실험에서 간헐적 단식은 수명을 늘리고 건강을 개선하며 노화와 관련된 질병을 늦추는 것으로 나타났습니다.[32] 이는 칼로리를 제한했을 때 분자와 세포에서 볼 수 있는 변화와 동일합니다.[33]

단식의 기본 원리는 에너지원인 당분 공급을 차단하는 것입니다. 세포는 이를 '스트레스'로 인식하고 '자가포식autophagy'을 시작합니다. 자가포식은 그리스어로 '자신'을 뜻하는 autos와 '먹다'를 뜻하는 phagein에서 유래했으며, 말 그대로 '자신을 먹는다'는 뜻입니다. 이 과정에서 세포는 오래되거나 기능이 떨어진 부분을 분해하고, 이를 새롭고 건강한 분자로 대체합니다. 이 작용은 손상된 부분이 많을 때 활성화되며, 세포의 노화와 노쇠를 늦춥니다. 반면 자가포식이 제대로 이루어지지 않으면 노폐물이 쌓여 암이나 알츠하이머, 파킨슨병 같은 신경퇴행성 질환이 생길 위험이 커집니다.

칼로리 제한이나 단식으로 자가포식을 활성화하면 세포를 보호할 수 있습니다. 이는 일종의 세포 '회춘' 효과로, 때로는 새로운 세포 생산을 촉진하기도 합니다. 일례로, 췌장에서 자가포식이 활성화되면 당뇨병을 예방할 수 있으며, 근육 세포 생산을 도와 노화로 인한 '근감소증sarcopenia'을 막을 수 있습니다.[34]

며칠 동안 단식을 이어가면 우리 몸은 그 상태에 적응합니다. 그러면서 간에서 생성되는 지방산을 에너지로 활용하는 새로운 에너지 생산 체계를 구축합니다. 체내 지방이 충분하다면 이 시스템은 그대로 유지되지만, 만약 단식이 지나치게 길어져서 지방이 줄어들면 그 후에는 단백질 저장고를 사용해서 에너지를 생산합니다. 그때부터는 우리가 원하는 방향과 반대로 근육 단백질이 분해되어 근육량이 줄어들게 됩니다. 만약 당신이 고령자라면 이것은 매우 위험할 수 있습니다.

일반적으로 '지속적 단식'은 혈당, 콜레스테롤, 중성지방, 인슐린 수치를 낮춰 혈액 상태를 개선합니다.[35] 혈압과 심박 수가 감소하고 소화 기관이 휴식을 취하며, 신체 기능과 호흡이 좋아지면서 전반적인 에너지 소비도 줄어듭니다. 물론 '간헐적 단식'만으로도 체내에 저장돼 있던 당분을 소모하고, 지방을 에너지원으로 사용하게끔 대사 시스템을 전환시킬 수 있습니다.[36]

칼로리 제한과 단식 모두 노화와 관련된 질환을 늦추고 때로는 놀라운 효과를 가져다줍니다. 게다가 비교적 실천하기도 쉽습니다. 다만 이 방식이 모든 사람에게 맞는 것은 아니며, 유전적 특징, 시작 시기, 단식 기간에 따라 효과가 다르게 나타날 수 있습니다.

그렇다면 자신에게 맞는 가장 효과적인 전략은 어떻게 찾을 수 있을까요? 이것은 단순히 의사가 권하는 건강하고 균형 잡힌 식단이나 체중 관리 전문가가 알려주는 식단을 넘어서는 문제입니다. 저는 앞으로 장수 의학이 더욱 발전해서 음식의 양과 질을 모두 고려한 식단을 통해 노화를 종합적으로 예방할 수 있게 되기를 기대하고 있습니다.

지중해식 식단

건강에 좋다고 널리 알려진 지중해식 식단은 흔히 다이어트 식단으로 오해받곤 하지만, 이는 단순히 칼로리 줄이기를 목적으로 한 식단은 아닙니다. 칼로리가 낮은 음식을 포함하고는 있지만, 그 건강한 식단을 완성시켜주는 것은 다 함께 식사하는 문화와 사회적 교류입니다. 이러한 특징은 다른 블루존에서도 동일하게 드러났습니다. 지중해식 식단이 유네스코 인류무형문화유산으로 등재된 이유도 바로 이런 문화적 가치를 인정받았기 때문입니다.

지중해식 식단은 과일, 채소, 올리브오일, 콩류, 곡물, 견과류, 씨앗 등 식물성 식품과 생선을 중심으로 구성됩니다. 식사 중에는 레드 와인을 적당히 곁들이기도 합니다. 반면 붉은 고기, 고지방 유제품, 가공식품은 식탁에 거의 오르지 않습니다.[37] 이러한 구성 덕분에 지중해식 식단은 다양한 비타민과 미네랄, 폴리페놀, 섬유질, 질산염, 단일 및 다중 불포화 지방산[38]을 풍부하게 포함하고 있으며, 이러한 영양소는 각각 또는 함께 건강에 좋은 영향을 미칩니다.[39] 지중해식 식단은 나이와 관련된 만성 질환의 위험을 줄이는 효과도 있습니다. 심혈관 질환[40], 제2형 당뇨병[41], 신경 퇴행성 질환[42], 암[43] 등이 여기에 포함됩니다. 이 식단이 전반적인 건강과 수명 연장에 상당한 영향을 미친다는 게 역학 연구를 통해 밝혀졌습니다.[44] 150만 명 이상을 대상으로 한 종합 연구에서는 지중해식 식단을 적당한 수준으로만 실천해도 평균 10% 정도 사망률이 감소하는 것으로 나타났습니다.[45] 완벽한 지중해식 식단을 9단계로 설정했을 때, 2단계 수준으로만 실천해도 효과가 있다는 것은 시사하는 바가 많습니다.

지중해식 식단은 구성과 실천 방식이 매우 다양해서 그 효과를 완벽히 일반화하기는 어렵습니다. 하지만 특정 요소에 대한 연구가 반복되면서 매우 흥미로운 결과가 나왔습니다. 이제 이러한 특정 요소가 노화의 지표에 어떤 영향을 미치는지 살펴보겠습니다.

유전정보를 보호하는 방법 ― 나이가 들수록 DNA가 손상되고 구조적 결함이 발생하면서 유전체는 불안정해집니다. 이에 따라 다양한 손상과 교란이 발생하고, 염색체 끝에서 작은 보호 덮개 역할을 하는 텔로미어가 짧아집니다. 이러한 손상은 물리적, 화학적, 생물학적인 외부 요인에 의한 것뿐 아니라 DNA 복제 과정에서 발생하는 오류와 같은 내부 요인으로도 발생할 수 있습니다.[46] 바로 이 지점에서 식단이 중요한 역할을 합니다.

지중해식 식단에는 폴리페놀과 같은 다양한 생체 활성 물질이 들어 있습니다. 폴리페놀계 물질에는 레스베라트롤resveratrol, 카로티노이드carotenoids, 멜라토닌melatonin[47] 등이 있는데, 이 중 상당수가 DNA를 보호하는 효과를 발휘합니다. 따라서 이 식단은 염증을 줄여줄 뿐만 아니라 유전자 발현에 직접 영향을 미치거나[48] 후성유전적 작용을 통해 유전자 발현을 변화시킬 수 있습니다.[49]

우리 몸은 산화 스트레스를 받으면 지방, 단백질, DNA와 같은 여러 거대 분자에 손상이 가해집니다. 특히 DNA를 구성하는 네 가지 염기* 중 구아닌이 산화되면 해로운 돌연변이가 생길 수 있어 더욱 문제가 됩니다.[50] 그러나 지중해식 식단과 함께 와인을 적당히 마시면 혈액 세포에 나타나는 산화 손상의 흔적을 줄일 수 있습니다.[51] 또한 지중해식 식단을 대표하는 '소프리토sofrito**'와 같은 요리는 조직의 산화 손상을 저지하기도 합니다.[52] 해바라기유 대신 올리브오일을 넣고 요리하면 DNA 이중 나선이 덜 손상된다는 연구 결과도 있습니다.[53] 이처럼 지중해식 식단의 주

---

* ATCG: 아데닌Adenine, 티민Thymine, 사이토신Cytosine, 구아닌Guanine. (옮긴이 주)
** 토마토, 피망, 마늘, 향신료, 견과류, 올리브오일을 넣고 조린 요리.

요 성분들은 유전체 손상이 초래할 수 있는 문제들을 예방해줍니다.

텔로미어 보호 효과 — 산화 스트레스가 발생하면 텔로미어의 길이는 짧아집니다.[54] 앞서 살펴본 것처럼, 텔로미어가 짧아지면 암과 심혈관 질환[55]의 위험이 커지고, 심지어 젊은 나이에 사망할 확률도 올라갑니다.[56]

여러 연구를 통해 건강한 식단, 특히 지중해식 식단이 텔로미어의 길이에 긍정적인 영향을 미친다는 사실이 밝혀졌습니다. 텔로미어의 길이는 혈액 세포와 텔로머레이스의 활동 수준으로 측정합니다. 텔로머레이스는 세포 발달 단계에서 활성화되고, 성체 세포에서는 거의 작동하지 않는 효소입니다.[57]

이탈리아 남부 캄파니아Campanie 지역의 평균 연령 77.9세인 217명을 대상으로 연구한 결과, 지중해식 식단을 철저히 지킨 사람들은 그렇지 않은 사람들보다 텔로미어가 더 길고 텔로머레이스 활동도 더 활발했습니다.[58] 건강한 간호사 4,676명을 대상으로 한 연구에서도 같은 결과가 나왔습니다.[59] 지중해식 식단이 어떻게 텔로미어의 길이에 영향을 미치는지는 아직 완전히 밝혀지지 않았지만, 연구진은 산화와 염증의 감소가 주된 원인일 것으로 예상하고 있습니다.

하지만 이러한 효과가 항상 동일하게 나타나지는 않았습니다. 일부 연구에서는 이러한 이점이 인종[60]과 성별에 따라 다르게 나타난다고 지적했습니다. 예를 들어, 지중해식 식단의 효과는 비히스패닉계 백인 집단에서 가장 잘 드러나는 반면, 아프리카계나 히스패닉계 미국인 집단에서는 상대적으로 효과가 미미했습니다. 성별로 보면 인종에 관계없이 여성 집단에서 더 뚜렷한 효과가 나타났습니다.[61] 즉, 지중해식 식단이 나이가 들면서 발생하는 텔로미어 손실의 속도를 늦춘다는 사실은 분명하지만, 이 효과는 유전자 다형성*이나 성별에 따라 달라질 수 있습니다.

예를 들어, 올리브오일의 주요 성분인 단일 불포화 지방산이 혈액 내 높은 농도로 존재한다면 텔로미어의 길이

---

* 동종 개체에서 특정 유전자 염기서열이 다르게 나타나는 현상. 이러한 변이는 인구 집단에서 보통 1% 정도 나타나며, 이는 질병에 대한 개체 간 유전적 차이를 설명해주기도 한다. (옮긴이 주)

는 더 길게 유지됩니다. 그러나 이는 텔로머레이스 유전자에 특정 변이가 있는 사람에게만 해당되는 결과였습니다.[62] 지질 대사와 인슐린 민감성을 조절하는 유전자에 특정 변이가 있는 사람에게도 그 효과는 비슷하게 나타났습니다.[63]

한편, 지중해식 식단과 함께 영양제 형태로 오메가-3를 섭취하면 산화 스트레스와 혈중 염증 지표, 텔로미어 손실 속도가 줄어든다는 사실도 임상 연구를 통해 밝혀졌습니다.[64]

'후성유전적' 식단 ━ 앞서 설명했듯 나이가 들수록 후성유전체의 기능은 점차 변하거나 불안정해집니다. 후성유전체는 '후성유전적' 작용을 통해 조절되는데 즉, 특정 유전자에 있는 다양한 '표지'를 읽거나 추가하거나 제거하는 방식으로 유전자의 발현 여부를 조절합니다. 그리고 이 모든 과정은 식단의 구성 성분과 직접적으로 연관되어 있습니다.

식단은, 환경을 인식하고 이에 반응해 유전자 발현을 조절하는 '후성유전학적 서명'에 영향을 미칩니다.[65] 따라서 식단을 통해 개인의 노화 과정과 노화 관련 질환의 발생 위험을 조절할 수 있다는 점은 분명합니다.[66] 이에 따라, 노화 관련 질환의 문제점을 줄이면서 건강한 노화를 돕는 '후생유전적 식단'의 필요성 역시 대두되고 있습니다.[67] 앞서 살펴보았던 블루존 주민들이 실천하는 지중해식 식단은 이러한 '후생유전적 식단'의 훌륭한 예가 될 것입니다. 그렇다면 이 식단은 얼마나 확실한 효과가 있을까요?

일단은 긍정적입니다. 지중해식 식단을 철저히 따르면, 염증 및 면역 체계와 관계된 유전자가 더 많이 메틸화되어 해당 유전자의 노화 발현이 억제된다는 게 드러났습니다.[68] 6,000명 이상의 유럽인들을 대상으로 한 실험에서, 유전체 내 40만 개의 메틸화 부위를 분석해봤더니 이 중 30개 부위가 건강한 식생활과 관련 있는 것으로 드러났습니다.[69] 또한, 그중 12개의 부위는 다양한 원인으로 인한 사망률과도 밀접한 연관이 있는 것으로 나타났습니다. 이 연구는 결과적으로 식단이 생물학적 나이에 영향을 미친다는 사실을 확인해주었습니다.[70] 체질량지수가 높을수록 후생유전적 나이가 증가한다는 결과는 더 이상 놀랍지 않습니다. 최근 진행된 소규모 예비 연구에서, 지중해식 식단을 1년 동안 실천한 120명(이탈리아인 60명, 폴란드인

60명)의 후생유전적 나이를 1세대 호바스 시계를 사용하여 측정해봤더니[71] 매우 고무적인 결과가 나왔습니다. 이 연구는 바람직한 식단 변화가 바람직한 후생유전적 변화를 일으킬 수 있다는 점을 처음으로 증명해냈습니다. 이는 노년기에 식단으로도 '후생유전적 회춘' 효과를 볼 수 있다는 가능성을 보여줍니다. 다만 이러한 효과는 앞으로 설명할 생활 방식과도 밀접하게 연관되어 있습니다.[72]

단백질에 미치는 유익한 효과 ─ 단백질이 제 기능을 원활하게 수행하려면 단백질의 합성, 구조 형성, 분해 과정이 각각 균형을 이루어야 합니다. 그러려면 일단 세포가 건강해야 합니다. 만약 균형이 무너졌다면 나이가 들수록 각종 질병에 걸릴 위험이 커집니다.[73] 대표적으로 심혈관 질환이나 신경퇴행성 질환이 이에 해당합니다.[74] 실제로 알츠하이머병이나 파킨슨병 환자의 뇌를 살펴보면 구조가 풀어져 있거나, 모양이 비정상적이거나, 서로 뭉쳐져 있는 단백질이 자주 발견됩니다.

지중해식 식단은 단백질의 균형을 돕고 신경퇴행성 질환의 발생을 늦추거나 예방해줍니다. 특히 올리브오일은 알츠하이머병 예방에 큰 도움이 된다고 알려져 있습니다.[75] 올리브오일에 들어있는 폴리페놀 성분이 세포의 자가포식을 활성화해 세포를 건강하게 유지하도록 도와주기 때문입니다.[76] 그뿐만이 아닙니다. 생체 안팎으로 진행한 실험에 따르면, 엑스트라 버진 올리브오일에 들어 있는 올레우로페인Oleuropein[77]이나 올레오칸탈Oleocanthal[78]같은 특정 폴리페놀 성분은 단백질의 응집을 막는다고 밝혀졌습니다. 이는 알츠하이머병과 파킨슨병의 주된 원인으로 알려진 아밀로이드 침착물Amyloid plaques* 형성을 줄이는 데 영향을 미칩니다.

영양소를 제대로 감지하는 방법 — 우리 몸은 세포가 사용할 수 있는 에너지와 영양분의 상태를 감지하고 해석하는 신호전달 체계를 통해 성장과 번식, 노화 과정을 조절합니다.[79] 그런데 나이가 들면서 영양분 감지 능력이 떨어지면 질병에 걸릴 위험이 커집니다.

다행히도 칼로리 섭취를 제한하면 영양분 감지 능력이

---

* 신경 세포 사이에 쌓여 세포 간 소통을 방해하는 비정상적인 단백질 덩어리. (옮긴이 주)

좋아진다는 게 동물 실험을 통해 확인되었습니다. 물론 칼로리 제한이 효과를 보인다 해도, 극단적인 수준으로 실천해야 하므로 이를 사람에게 적용하는 것은 쉽지 않습니다. 따라서 연구진은 건강한 식습관을 촉진시킬 더욱 온건한 방식의 식단에 주목했습니다.[80] 그리고 여러 연구를 통해 지중해식 식단이 영양소 감지 체계에 긍정적 영향을 주며, 건강한 노화를 불러오는 효과가 있다는 점이 밝혀졌습니다. 이 식단을 통해, 단백질 섭취를 적절히 조절할 수 있을 뿐 아니라, 혈당 지수가 낮은 식품과 폴리페놀이 풍부한 음식을 섭취할 수 있습니다. 또한, 이러한 장점은 단순히 영양소 감지 경로를 개선하는 데 그치지 않고, 그 이상의 건강상 이점을 제공해준다는 점에서 더욱 주목할 만합니다.

세포의 '에너지 공장' 지키기 ㅡ 우리 몸의 모든 세포에는 '에너지 공장' 미토콘드리아가 있습니다. 세포가 활동하는 데 필요한 에너지원인 ATPAdenosine Triphosphate 대부분이 이곳에서 만들어집니다. 또한, 세포의 생존과 사멸을 조절하는 여러 신호 전달 경로 역시 미토콘드리아를 통해 교차됩니다.[81]

지중해식 식단은 레드 와인, 올리브오일, 과일, 채소 등 항산화제와 폴리페놀이 풍부한 식품으로 구성되어 있으며, 이러한 식품은 미토콘드리아의 정상적인 작동을 돕습니다.[82]

특히 지중해식 식단의 핵심 재료인 생선은 다가불포화지방산*, 그중에서도 오메가-3가 풍부합니다. 오메가-3는 노화 과정에서 미토콘드리아 기능을 보호하는 효과가 있습니다. 24개월 된 노년기 생쥐에게 21일간 오메가-3를 보충한 결과, 뇌의 DHA 수치와 미토콘드리아의 산소 이용 화학반응 및 ATP 생산이 3개월 된 젊은 쥐의 수준으로 회복되었습니다. 이 과정에서 ATP는 세포의 에너지원으로서 중요한 역할을 합니다.[83] 또한, 오메가-3는 고령자의 근육에 있는 미토콘드리아의 기능을 회복시키는 효과도 있다고 밝혀졌습니다.[84] 실제로 16년 동안 4만 2,466명을 대

---

* 불포화지방산은 단일불포화지방산과 다가불포화지방산으로 나뉜다. 단일불포화지방산은 탄소 간 이중결합이 하나인 지방산으로, 주로 동물성 및 식물성 식품에 모두 포함되어 있으며, 체내에서 합성할 수 있어 필수지방산은 아니다. 반면, 다가불포화지방산은 탄소 간 이중결합이 두 개 이상인 지방산으로, 주로 식물성 식품과 생선에 많이 포함되어 있으며, 체내에서 합성되지 않기 때문에 음식으로 반드시 섭취해야 하는 필수지방산이다. (옮긴이 주)

상으로 진행한 연구에 따르면, 혈액 내 오메가-3 지방산 수치가 높은 사람은 낮은 사람에 비해 조기 사망 위험률이 13%나 낮은 것으로 나타났습니다.[85]

지중해식 식단에서 빠질 수 없는 레드 와인 역시 플라보노이드Flavonoid와 안토시아닌Anthocyanin 같은 폴리페놀을 풍부하게 함유하고 있습니다.[86] 쥐를 대상으로 한 실험에서, 플라보노이드 계열의 퀘르세틴Quercetin이 미토콘드리아 기능을 향상시키고, 산소 소비와 ATP 생성을 늘리며, 산화 과정에서 파생되는 활성산소 ROSReactive Oxygen Species를 줄이는 효과가 있는 것으로 확인되었습니다.[87] 또 다른 플라보노이드인 레스베라트롤Resveratrol 역시 미토콘드리아의 기능을 향상시키는 것으로 밝혀졌습니다.[88]

결론적으로, 지중해식 식단의 올리브오일, 생선, 레드 와인에 포함된 여러 유익한 성분을 적절히 섭취하면 노화로 인해 기능이 저하된 미토콘드리아의 에너지 대사를 활성화시키는 데 도움을 받을 수 있습니다.[89]

노화 방지 식단 ─ 세포가 스트레스와 손상을 받게 되면 노화 과정이 능동적으로 진행되는데, 이 과정은 단순히 세포의 주기가 멈추는 것에 그치지 않습니다. 그것은 다양한 노화 징후를 동반합니다. 산화 스트레스의 증가, 세포 간 소통 장애[90], DNA 손상의 축적 등이 나타나게 됩니다.

나이가 들수록 노화 세포가 조직에 축적되면 노화 관련 질병이 발생할 가능성이 커집니다.[91] 노화 세포를 제거하면 실험용 생쥐의 수명이 연장된다는 연구 결과도 있습니다.[92] 노화 세포를 선택적으로 제거한다고 알려진 '세놀리틱스Senolytics*'는 인공적으로 합성되거나 자연에서 발견되는 물질로, 특히 지중해식 식단[93]에 풍부하게 함유되어 있습니다. 세놀리틱스 물질은 항산화 및 항염 작용을 통해 노화 과정을 늦추는 효과가 있습니다. 이를 활용해서 노화 관련 질병을 치료하기 위한 임상시험이 현재 진행 중입니다.[94] 예를 들어, 당뇨로 인해 신부전이 발생한 환자에게 세놀리틱스 약물인 다사티닙Dasatinib과 퀘르세틴을 함께 처방한 결과, 신장뿐 아니라 지방 조직과 피부에 축적된 노화 세포도 감소한 것으로 확인되었습니다.[95] 지중해식 식단에 풍부하게 들어 있는 피세틴Fisetin도 건강 수명을 연장하는

---

* 노화를 뜻하는 'senescence'와 파괴하다는 뜻의 'lytic'이 합쳐진 말이다. (옮긴이 주)

효과가 있다는 것이 실험용 쥐를 대상으로 한 연구에서 명확히 입증되었습니다. 현재 이것을 인간에게 적용하여 '노화 취약성' 개선 여부를 확인하는 임상시험 역시 진행 중에 있습니다.[96]

지중해식 식단과 그 성분이 노화의 여러 특성을 개선하는 데 효과적이라는 과학적 근거는 점차 많아지고 있습니다. 이 식단은 산화로 인한 DNA 손상을 줄이고, DNA 복구를 촉진하며,[97] 노화 과정을 지연시키는 데 기여합니다.[98] 한편, 항산화 효과가 뛰어난 비타민 E도 산화 스트레스를 예방하는 데 효과가 있는 것으로 알려졌습니다.[99] 비타민 E의 유도체인 토코트라이에놀Tocotrienol은 세놀리틱스 물질과 유사한 작용을 할 것으로 보입니다.[100] 뿐만 아니라, 지중해식 식단에 포함되어 있는 견과류[101]와 특정 채소[102]는 DNA의 손상 복구를 돕는데, 이러한 작용은 노화 세포의 축적을 억제하는 데 기여합니다.

건강한 줄기세포를 위한 지중해식 식단 — 지중해식 식단의 영양소가 노화 세포를 제거하는 데 효과가 있다는 사실은 이제 분명합니다. 따라서 영양소를 단독으로 또는 조합해서 연구하다 보면, 나이가 들수록 쌓이는 유해 노화 세포를 줄이는 방법을 찾을 수 있을지도 모릅니다.

우리 몸의 조직은 대부분 줄기세포를 통해 재생됩니다. 줄기세포는 두 가지 특별한 능력을 갖추고 있습니다. 하나는 자신을 복제하여 본래의 상태를 유지하는 것이고, 다른 하나는 전구세포로 변화한 뒤 각 조직의 다양한 세포로 분화하는 것입니다.[103] 줄기세포는 거의 모든 조직에 존재하지만, 다양한 원인으로 인해 기능이 떨어지면 조직 재생 능력도 함께 감소합니다. 이렇게 되면 조직의 노화가 촉진되고 노화 관련 질환이 발생할 위험도 커집니다. 일례로, 혈액 줄기세포의 재생 능력이 저하되면 면역세포 생산이 줄어들어 면역 노화가 시작됩니다. 면역 노화 때문에 염증 물질이 늘어나면 이는 결국 노화와 관련된 질병으로 이어지는 악순환이 벌어집니다.[104] 또한 죽상동맥경화증은 혈관 내벽을 이루는 내피세포의 기능 장애로 시작됩니다. 나이가 들수록 내피 조직을 재생하는 줄기세포의 활동이 감소하는데, 이는 내피세포 손상의 주요 원인이 됩니다.[105] 다시 말하자면, 내피 줄기세포가 혈관 내벽을 구성하는 내피 조직을 회복시키는 데 중요한 역할을 하고 있다는 뜻입

니다.[106]

　지금까지 여러 연구를 통해 지중해식 식단이 노화로 손상된 세포의 재생에 도움이 된다는 사실이 확인되었는데, 내피세포에 관해서는 어떨까요? 놀랍게도, 지중해식 식단을 실천하는 노년층은 그렇지 않은 집단보다 내피 전구세포의 비율이 더 높았습니다.[107] 12주 동안 지중해식 식단을 실천한 결과, 운동 여부와 관계없이 내피의 전구세포가 늘어난 것을 확인한 다른 연구도 있습니다.[108] 세포 실험에서도 올리브오일의 성분(폴리페놀인 올레우로페인, 아피제닌 7-글루코사이드, 루테올린 7-글루코사이드)이 혈액 줄기세포의 생존율과 분화 능력을 향상시키는 데 기여한다는 사실이 확인되었습니다.[109]

　올리브오일은 골다공증 예방에도 효과가 있습니다. 연구에 따르면 올리브오일은 뼈를 형성하는 조골세포의 생성을 촉진하며, 쥐와 사람 모두에게서 골다공증 위험률을 낮추는 것으로 밝혀졌습니다.[110] 평균 나이 68세인 127명을 대상으로 진행한 한 연구에서, 엑스트라 버진 올리브오일이 중심이 되는 지중해식 식단을 2년간 실천한 결과, 뼈의 무기질화를 나타내는 생체 지표인 오스테오칼신

Osteocalcin 수치가 증가했다는 결과가 나왔습니다.[111]

이러한 결과는 지중해식 식단과 그 핵심 성분인 올리브 오일이 나이가 들수록 나타나는 줄기세포의 감소와 기능 저하를 막는 데 도움이 된다는 것을 보여줍니다.

세포 간 소통 개선 — 세포 간 소통은 조직과 기관, 나아가 신체 전체의 기능을 조율하는 데 꼭 필요합니다. 피부 표피 같은 상피 조직에서는 세포가 서로 긴밀히 연결됨으로써 이온이나 작은 분자가 이동하는 경로를 형성합니다.[112] 멀리 떨어진 세포들은 내분비계, 신경내분비계, 혈액과 림프 순환을 통해 소통합니다.[113] 그러나 나이가 들어감에 따라 이와 같은 근거리와 원거리 세포 간의 소통은 모두 손상됩니다. '염증성 노화Inflammaging*'라고 불리는 만성적인 전신 염증 때문입니다.[114] 염증성 노화는 신체에 여러 부정적인 영향을 미칩니다. 몸이 쇠약해지고,[115] 제2형 당뇨병의 초기 증상이 나타나며,[116] 신경퇴행성 질환이 시작되고,[117] 결국 사망 위험률이 높아집니다.[118]

---

* 염증을 뜻하는 Inflammation과 노화를 뜻하는 aging이 합쳐진 말이다. (옮긴이 주)

한 연구에 따르면 지중해식 식단과 그 구성 성분이 염증 지표를 낮추는 데 효과가 있는 것으로 밝혀졌습니다.[119] 특히 과일, 곡물, 견과류, 올리브오일을 풍부하게 섭취할 경우 그 효과가 두드러졌습니다.[120] 다른 연구에서도 유사한 결과가 나타났습니다.[121] 좀 더 구체적으로 말하자면, 지중해식 식단은 후성유전적 작동을 통해 염증 관련 유전자가 생기는 것을 줄여줬고, 이는 체질량지수 감소와 지방 조직의 염증 감소로 이어졌습니다.[122] 또한, 식단에 포함된 특정 폴리페놀은 세포 간 소통을 개선하고[123] 노화와 관련된 질환을 예방하는 데 중요한 역할을 했습니다. 따라서 2023년에 새롭게 노화 지표로 추가된 장내 미생물 불균형과 자가포식 과정을 중심으로,[124] 지중해식 식단의 항염증 효과를 더욱 심도 있게 연구해볼 필요가 있습니다.[125]

한편, 개인마다 노화 속도와 그 과정이 다른 만큼, 각자의 상황에 맞춰 지중해식 식단에 포함된 천연 성분들을 섭취하면 신체 기능 회복에 도움을 받을 수 있습니다.

신체 활동

수명 연장과 그에 따라 늘어나는 질병을 고려할 때, 향후 25년간 가장 중요한 과제로 떠오른 것은 노년층이 활동적이고 자립적인 삶을 유지하도록 돕는 것입니다. 특히 2050년에는 유럽 인구의 3분의 1 이상이 65세를 넘길 것으로 예상되므로, 이를 해결하기 위한 방안을 마련하는 게 더욱 시급해지고 있습니다.

운동이 건강에 이롭다는 것은 잘 알려진 사실입니다. 블루존 주민들의 생활에서도 운동은 빼놓을 수 없는 일과입니다. 호주 본드 대학교 의과학부 연구진이 200편의 논문을 엄격히 분석한 결과,[126] 블루존 주민들은 매우 활동적인 생활을 즐기지만 그 활동의 80% 이상이 '중간 정도의 강도'인 것으로 드러났습니다. 활동들은 주로 야외에서 즐기는 취미생활, 가사일, 농사일 등이었습니다. 대부분의 주민들이 은퇴 연령 이후에도 일을 했고, 그러한 육체노동이 활력 유지에 도움을 준 것으로 보입니다.

사르데냐의 고령자들은 주 1~4회 정도 정원을 가꾸고, 일주일에 평균 1.7~2.3시간을 야외 활동에 할애했습니다.[127] 양치기들의 경우, 평균적으로 15.2% 정도의 경사면을 오르내리며 하루 약 12.4km를 걸었습니다.[128]

세계보건기구는 매일 30~40분 동안 적당한 강도의 걷기를 권장하는데, 하루 만 보 걷기가 건강에 미치는 이점은 이미 입증되었습니다. 그런데 블루존 주민들의 활동량은 이미 이를 훌쩍 뛰어넘었습니다. 90세를 넘긴 남성들도 하루에 약 1만 2,110보, 여성들은 약 1만 2,799보를 걸었으며 이러한 활동을 주 3회 이상 꾸준히 유지합니다.[129] 그리고 낮에는 거의 휴식을 취하지 않습니다. 그리스 이카리아섬의 90세 이상 남성들이 하루 동안 앉아 있는 시간은 90~120분, 여성의 경우에는 60~240분에 불과했습니다.[130] 식사 시간을 제외하면 TV 시청도 거의 하지 않았습니다! 이는 미국 스포츠의학회National Academy of Sports Medicine가 권장하는 '하루 30분, 중간 강도의 운동'을 크게 웃도는 수준입니다.[131] 반면 프랑스에서 30년간 진행된 대규모 연구에서는 60세 이상 고령층이 하루 평균 5~9시간 동안 전혀 움직이지 않는다는 결과가 나왔습니다.[132] 이 중 3.3시간은 앉아서 취미 활동을 하는 시간이고, 나머지 3.3시간은 TV 시청을 하는 시간이었습니다. 현대 사회가 어릴 적부터

심어 놓은 '앉아서 생활하는 것이 편하다'는 잘못된 인식이 이러한 좌식 생활 중심적인 문화를 만들었습니다. 그러니 지금부터라도 이러한 습관을 바꾸기 위해 적극적으로 노력해야 합니다.

나이가 들면 심혈관계, 호흡기계, 근골격계, 대사 및 인지와 관련된 신체 기능이 점차 약해집니다. 그러나 규칙적으로 신체 활동을 하면 신체 기능이 오래 유지되고, 자립적인 생활을 지속하는 것을 도와줍니다.[133] 운동은 나이가 들수록 신체가 쇠약해지는 것을 막아주는 가장 확실한 방법입니다.[134] 운동을 하면, 엔도르핀Endorphins 처럼 진정 효과가 있는 물질이 생성돼 정신 건강에 도움을 줄 뿐 아니라, 세포의 건강과 전반적인 신체 기능의 개선에도 큰 영향을 미칩니다.[135] 특히 심혈관 기능을 향상시켜 줍니다. 이러한 효능은 다양한 건강 지표를 통해 확인되었습니다. 또한, 운동은 장기적으로는 사망률과도 관련되어 있습니다.[136] 예를 들어, 운동 중의 최대 산소 섭취량은 '신체 나이'와 수명을 예측할 때 중요한 지표가 됩니다.[137] 운동은 안정 상태에서의 혈압을 낮추고, 최대 심박출량과 혈류량을 늘리며, 조직의 혈액 분포를 개선해줍니다. 또한 체액 조절, 내피 기능, 미주신경 긴장도, 심박수 변동성, 심혈관 보호 기능에도 긍정적인 영향을 미치며 폐의 공기 순환과 산소 및 이산화탄소 교환을 활발하게 만들어 호흡 기능까지 올려줍니다.

운동은 심폐 기능뿐 아니라 근골격계와 신경 운동 기능을 유지하는 데도 효과적이며, 근육량 손실을 막아 골다공증 예방에도 기여합니다.[138] 또한 근력과 근지구력을 강화하고, 노화로 약해지는 균형 감각과 관절의 가동성을 회복시킵니다. 체중 조절 효과와 부위별 지방 감소 효과는 물론이거니와 근육량과 골밀도도 높여줍니다. 특히 근육 단백질 합성을 촉진하고 지방 산화를 늘려 대사 기능을 개선하며, 나이가 들수록 나타나는 '근감소증'을 예방해줍니다. 근감소증은 근섬유가 줄어들고 근육에 혈액을 공급하는 모세혈관이 좁아지면서 발생하지만, 운동으로 이를 개선할 수 있습니다. 일례로, 우주 비행사도 지구로 돌아온 뒤 운동을 통해 근육 기능을 회복합니다.

운동은 인지 기능에도 긍정적인 영향을 미칩니다. 새로

운 뉴런 생성을 촉진하고 기존의 뉴런을 보호하여 신경퇴행성 질환을 예방해주기 때문입니다.[139]

그러나 운동이 신체에 긍정적인 영향을 미치는 과정은 단순하지 않습니다. 운동은 일시적으로 몸에 스트레스를 주고 조직을 손상시켜 '염증'을 일으키기도 합니다.[140] 하지만 이 염증으로 인해, 오히려 세포 복구가 활성화되고 새로운 세포가 손상된 세포를 대체하게 만듭니다. 또한 항염증 물질의 분비를 높여 염증 수치의 균형을 찾아줍니다. 결과적으로 운동은 만성 염증 상태인 '염증성 노화'를 줄여주는 효과가 있습니다.[141] 운동은 단순히 스트레스로 세포를 손상시키는 게 아니라, 세포 재생을 촉진하는 여러 인자를 분비해 노화를 늦추는 것에 기여합니다.[142] 더 나아가 면역 체계를 활성화해 노화 세포를 제거하는 능력을 유지시켜 줍니다. 이런 점에서 운동은 면역 '백신' 역할을 한다고도 볼 수 있습니다.[143]

나이가 들면서 세포 손상이 늘어나면 다양한 질병이 생길 수 있습니다. 그렇다면 운동은 세포 손상에 어떤 영향을 미칠까요? 연구에 따르면 운동선수는 평균적으로 더 오래 사는 경향이 있는데, 이는 꾸준한 운동과 균형 잡힌 식단의 결과로 보입니다.[144]

그러나 건강하게 오래 살기 위해서 운동선수가 될 필요는 없습니다. 평범한 사람이라도 규칙적으로 운동하고 적정 체중을 유지한다면 기대 수명을 최대 7년까지 늘릴 수 있습니다.[145] 블루존의 초백세인들도 활발한 신체 활동을 통해 놀라운 장수를 기록하였습니다. 물론, 운동의 영향을 정량적으로 측정하기란 쉽지 않습니다. 하지만 운동이 노화에 미치는 효과를 분석한 수많은 연구는 결국 한 가지 공통된 결론에 도달했습니다. 운동은 노화 지표를 개선합니다![146] DNA 손상을 줄이고, 산화 스트레스에 대한 저항성을 높이며,[147] 텔로미어의 단축을 늦춰줍니다.[148] 또한 자가포식을 촉진해 미토콘드리아 기능을 향상시키고,[149] 단백질 품질을 개선시키며,[150] 근육 줄기세포의 재생 능력을 높여서 근육의 상태를 더 오래 젊게 유지합니다.[151] 심지어 운동을 하면 나이가 들수록 감소하는 줄기세포의 수가 다시 늘어나기도 합니다.[152] 면역 세포, 혈관벽 세포, 간세포 등 다양한 세포의 노화를 늦추고,[153] 나이가 들면서 비활성

화되는 후성유전체도 개선시켜 줍니다.[154]

이처럼 운동이 세포 생리에 미치는 긍정적인 효과는, 운동을 통해 생물학적 나이를 변화시킬 수 있다는 것을 의미합니다. 생물학적 나이가 실제 나이보다 많더라도 걱정할 필요는 없습니다. 규칙적으로 운동한다면 충분히 되돌릴 수 있기 때문입니다. 블루존 주민들처럼 건강한 삶을 원한다면, 지금 바로 움직이세요. 나이는 중요하지 않습니다. 다만, 가능한 한 빨리 시작할수록 더 좋을 뿐입니다!

나이와 체력에 맞는 운동을 선택하는 것도 물론 중요합니다. 블루존의 백세인들은 전문가의 도움 없이도 다양한 신체 활동을 적절한 강도로 지속하며 신체 기능을 건강하게 유지했습니다. 이는 세포 손상을 줄이고 예방하는 데 큰 효과를 발휘했습니다.[155] 블루존 주민들은 평생 무의식적으로 현대 의학이 권장하는 공식 건강 지침을 실천하며 살아온 듯합니다. 이 지침은 기본적인 상식에 기반합니다. 미국 스포츠의학회의 최신 지침에 따르면 신체 활동은 유산소 운동, 근력 강화, 지구력 훈련, 유연성 및 신경운동 훈련을 포함하고 있어야 합니다. 운동 강도와 시간은 개인의 신체 상태, 선호도, 필요에 따라 조정할 수 있습니다. 특히 운동을 처음 시작하거나 체력이 약한 사람은 가벼운 운동부터 시작하는 게 바람직합니다. 또한 평소 활동량이 적거나 신체장애, 혹은 만성 질환 등으로 체력이 약한 경우에는 유산소 운동으로 기초 체력을 먼저 높여주는 게 좋습니다. 반대로 근감소증이 있는 경우라면 유산소 운동에 앞서 근력과 지구력을 회복하는 것이 중요합니다. 비만이나 만성 질환, 합병증으로 인해 최소한의 운동 권장량을 충족하지 못했더라도, 나이가 들수록 좌식 생활을 피하고 자신에게 적합한 운동을 통해 신체 건강을 높여야 합니다.

이처럼 운동은 균형 잡힌 식단과 더불어 건강한 세포를 유지하고, 노화와 질병을 늦추기 위한 가장 기본적인 전략이라 할 수 있습니다.

수면

바쁜 하루를 보낸 뒤 숙면을 취하면 배터리를 충전한 것처럼 몸과 마음이 재충전됩니다.

우리는 인생의 약 3분의 1을 수면으로 보냅니다. 수면은 단순한 휴식을 넘어 평생 건강을 유지하는 데 필수적인 요소입니다. 수면은 기억과 학습은 물론, 다양한 생리적 조절에도 중요한 역할을 합니다.

나이가 들수록 필요한 수면 시간은 줄어듭니다. 65세 이상 고령층의 '적정' 수면 시간은 평균 6.5~7시간으로, 일반 성인의 7~9시간보다 짧습니다.[156] 나이가 들수록 불면증과 같은 수면 문제를 겪는 사람이 많은데, 이는 밤중에 깨어 있는 시간이 늘어나거나 수면 주기가 더 짧고 얕은 패턴으로 바뀌기 때문입니다.[157] 이러한 수면 문제는 때로는 장기간 이어질 수도 있습니다.[158]

야간 수면 시간이 줄어드는 주요 원인으로는 폐쇄성 수면 무호흡증, 하지불안증후군, 불안과 우울증, 만성 질환에서 오는 통증 등이 있습니다. 하지만 블루존 주민에게는 이러한 수면 방해 요인이 거의 나타나지 않습니다. 그들의 하루 활동량을 감안하면, 잠을 깊게 자는 것은 매우 자연스럽습니다. 충분한 수면은 세포를 건강하게 유지하는 데 매우 중요한 역할을 합니다. 수면 부족이 노화 관련 질병에 미치는 영향을 분석한 한 연구에 따르면, 수면 문제는 특히 심혈관계 및 대사 질환, 알츠하이머병과 파킨슨병, 그리고 치매 증후군으로 대표되는 신경퇴행성 질환의 발생 위험을 높입니다. 또한, 중년층에게는 근골격계 질환인 근감소증과 골다공증의 발생 가능성을 높입니다.

따라서 수면 부족이 세포 손상에 미치는 영향은 절대 가볍게 볼 문제가 아닙니다.

60세 이상의 성인을 대상으로 진행된 한 연구에서는, 단 하룻밤 제대로 잠을 자지 못한 것만으로도 DNA 손상이 발생할 수 있다는 게 밝혀졌습니다.[159] 젊은 사람도 교대 근무 등으로 인해 수면 부족을 겪으면 비슷한 결과가 나타납니다.[160]

불면증이나 수면 부족은 텔로미어의 길이를 더 빨리 단축시켜서[161] 결국 노인의학계에서 우려하는 건강 취약 상태로 이어질 수 있습니다.[162]

세포 노화란, 세포가 더는 분열하지 않는 상태를 말합니다. 스트레스 때문에 유전체에 회복 불가능한 손상이 발생하거나 텔로미어가 극도로 짧아졌을 때 일어나는 현상입니다. 고령자의 경우 단기간의 수면 부족만으로도 세포 노화가 증가하며,[163] 불면증과 수면 부족이 지속될 경우 노화가 가속화됩니다.[164] 이러한 사실은 면역 세포의 노화 지표 증가를 통해 이미 확인됐습니다. 실험실의 생쥐 역시 계속

깨어 있게 하면, 노화와 관련된 물질이 체내에서 더 많이 분비됩니다.[165]

수면이 부족하면 젊고 건강한 성인도 단기간에 후성유전적 변화를 겪을 수 있습니다. 후성유전적 변화는 현재 가장 활발히 연구되는 노화 지표로, 이를 통해 생물학적 나이와 노화 속도를 비교적 정확하게 측정할 수 있습니다.

폐경기 여성들을 대상으로 한 연구를 통해 DNA 메틸화로 측정한 후성유전적 나이와 불면증 증상의 상관관계 역시 이미 밝혀졌습니다. 또한 수면 시간이 짧으면 후성유전적 노화가 빨라지는 것도 다시 한 번 확인되었습니다.[166]

하루만 제대로 자지 못해도 혈액의 항산화 물질이 줄어들고 산화 손상이 늘어나며 세포의 에너지원인 ATP가 감소한다는 연구 결과도 있습니다.[167] 더 나아가 만성적인 수면 부족은 미토콘드리아 기능 장애를 일으키며,[168] 이는 뇌 피질 영역의 아밀로이드 침착물 축적을 일으킬 수 있습니다. 침착물 축적은, 알츠하이머병의 대표적인 특징입니다.[169]

더불어 수면 부족은 단백질 품질 관리 체계[170]와 영양소 감지 기작에도 영향을 미칩니다.

사회적 유대

사회적 유대가 장수에 긍정적인 영향을 미친다는 점은 직관적으로 이해되지만, 여기서 말하는 사회적 유대라는 개념이 무엇인지는 다소 모호합니다. 지구상의 여러 종들처럼 인간도 사회적인 동물입니다. 그러나 같은 사회에 속해 있다고 해도 개인이 경험하는 환경은 매우 다양합니다. 어떤 환경은 스트레스를 일으키고, 또 어떤 환경은 만족과 행복을 가져다줍니다. 이렇게 환경이 다양할 경우, 사회적인 유대는 어떻게 측정할 수 있을까요?

코로나19 대유행 시기에 사람들은 도시를 떠나 한적한 곳으로 이주했습니다. 도시에서의 생활이 다양한 사회적 관계와 문화적 혜택을 주지만 동시에 큰 스트레스도 준다는 것을 깨닫게 된 것입니다. 그렇다면 스트레스를 줄이거나 다스릴 수 있는 특별한 방법이 있을까요? 장수의 핵심 요인으로 사회적 유대를 꼽는 블루존 주민들은 오히려 외부와 단절된 듯한 환경에서 살아가는데, 이것은 어떻게 설명할 수 있을까요?

최근, 인간을 포함한 여러 사회적 동물의 생존에 사회적 유대가 얼마나 중요한 역할을 하는지 알아보는 흥미로운 연구가 진행되었습니다.[171] 그 결과, 일상 속 대인 관계가 건강과 수명에 직접적인 영향을 미치는 것으로 나타났습니다. 이러한 특징은 사회적 동물로 분류되는 다른 종에서도 비슷하게 나타났습니다.[172] 사회경제적 지위, 사회 통합 수준, 어린 시절의 부정적 사회 경험과 같은 사회적 환경의 다양한 측면들은 건강과 생존을 좌우하는 주요 요인으로 작용합니다. 예를 들어, 기대 수명은 소득 격차로 인해 10년 이상 벌어질 수 있습니다.[173] 실제로 일곱 개의 선진국 조사에 따르면 직업적 지위가 낮을 경우 평균적으로 기대 수명이 2년가량 줄어드는 것으로 나타났습니다.[174] 또한 사회적 연결이 부족할 때 사망 위험은 약 50% 정도 높아졌는데, 이는 비만, 알코올 중독, 흡연, 좌식 생활로 인한 사망 위험보다 높은 수치였습니다![175] 고령화 사회 연구에서도 고령자의 사회적 고립이 건강에 미치는 부정적 영향이 뚜렷하게 나타났습니다.[176]

이러한 연구 결과는 중요한 질문으로 이어집니다. 열악한 환경은 어떻게 노화를 앞당기고 생물학적 손상을 불러

올까요? 나쁜 환경이 질병과 사망 위험을 높이는 이유는 무엇일까요? 이 경우, 사망 위험률을 측정할 수 있을까요? 생활 방식의 어떤 요소가 결정적 차이를 만들어 낼까요? 그 차이를 개선할 방법은 있을까요?

이 같은 질문에 대한 완벽한 답을 내기란 어렵지만, 일부 연구를 통해 사회경제적인 지위가 조금만 나아져도 몸과 마음이 더 건강해진다는 것을 확인할 수 있었습니다. 한 예로, 수입이 약간만 늘어도 건강이 개선되는 효과가 나타났습니다.[177] 물론 아직 추가 연구가 더 필요합니다.

열악한 환경에서 생활할 때 노화 관련 질병 발생률과 사망 위험이 올라간다는 사실은, 환경이 생물학적 나이에 영향을 미칠 수 있다는 것을 보여줍니다. 이러한 환경과 생물학적 나이의 관계는 실제 연구 결과를 통해 입증되었습니다. '빈곤'과 '삶의 질', '사회적 결속'이라는 세 가지 환경 요인과 후성유전적 나이의 관계를 비교 분석한 실험이 있습니다.[178] 미국 디트로이트에서 진행된 '이웃 건강 연구 Neighborhood Health Study'는, 주민 158명을 대상으로 세 가지 환경 요인을 평가한 후 그들의 후성유전적 나이를 세 가지 측정 도구(호바스, 한눔, 레빈의 페노에이지)로 계산해서 환경 조건이 불리할수록 후성유전적 나이가 더 빠르게 증가한다는 것을 밝혀냈습니다. 즉, 환경 요인이 열악할수록 실제 나이보다 생물학적 나이가 더 빠르게 늘어난다는 뜻입니다. 또한 사회적 결속력이 낮은 지역에서 후성유전적 노화가 빨라지는 경향이 있었지만, 저소득 지역이라도 사회적 결속력이 강하면 그러한 경향이 나타나지 않는 것으로 드러났습니다. 이런 결과는 후성유전적 변화뿐 아니라 텔로미어의 길이, 순환 단백질 등 노화를 반영하는 다양한 생체 지표를 통합적으로 고려하고, 생물학적 나이 측정 도구를 이용해 해당 주제를 더 심층적으로 연구할 필요가 있다는 것을 보여줍니다.

자연환경

자연에서 시간을 보내면 정말 건강이 좋아질까요? 많은 사람에게 자연은 곧 건강한 삶과 직결됩니다. 이것은 이제 상식으로 통하지만, 실제로 시골, 바닷가, 산과 같은 자연환경이 건강, 특히 생물학적 측면에 어떤 영향을 미치는지 과학적으로 검증된 연구 결과는 많지 않습니다.

그러나 여러 연구를 종합해 봤을 때, 숲속에서 잠깐만 머물러도 신체와 정신 건강에 뚜렷한 효과가 있다는 것을 확신하게 됩니다. 예를 들어, 숲속에 머무르면 혈압이 내려가고,[179] 심박 수가 안정되며, 스트레스와 관련된 '교감신경' 활동은 줄어들고, 이완과 관련된 '부교감신경' 활동은 늘어납니다. 또한 스트레스를 받으면 부신 피질에서 코르티솔이라는 대사 조절 호르몬이 분비되는데, 이 코르티솔의 타액 농도가 도시에 있을 때보다 눈에 띄게 낮아집니다.[180] 이렇게 스트레스가 줄어들면 불안도 줄어들고,[181] 우울증도 좋아집니다.[182] 놀랍게도 자연 속에서 잠깐 머무르는 것만으로도 이러한 효과가 나타납니다. 일주일에 30분만 자연과 접촉해도 우울증 위험이 7% 줄어들었으며, 이효과는 주간 접촉 시간이 75분에 이를 때까지 계속 증가했습니다.

자연과의 접촉은, 단순히 부정적 감정을 줄이고 활력을 높이며 피로를 없애주는 효과만 있는 게 아닙니다. 연구에 따르면 자연에서 시간을 보내는 것은 인지 능력 향상에도 기여합니다. 기억력이 좋아지고 주의력이 회복되며 정신적 피로와 혼란이 줄어들어 인지 기능이 전반적으로 향상됩니다.[183] 나아가 삶에도 깊은 영향을 미칩니다. 녹지가 부족한 곳에 사는 사람은 외로움을 더 크게 느끼며, 사회적 유대감 역시 약하다고 인식하는 경향이 있었습니다.[184]

물론 모든 사람이 블루존 주민들처럼 자연 친화적인 환경에서 살 수는 없습니다. 이 때문에 얼마나 자주, 얼마나 오랫동안 자연과 교감해야 신체와 정신 건강에 바람직한 영향을 주는지가 중요한 질문으로 떠올랐습니다. 2년 동안 약 20,000명의 미국인을 대상으로 진행된 한 연구에 따르면, 일주일에 최소 두 시간만 자연 속에서 머물러도 건강 상태가 나아지고 기분이 좋아진다고 합니다.[185] 참가자 전원에게 최근 7일 동안 자연과 접촉한 경험이 있는지에 대해 조사했는데, 그 결과 자연에서 보내는 시간이 일주일에 2시간을 넘었을 때 건강한 느낌과 심리적 안녕을 되찾는 것으로 나타났습니다. 이러한 효과는 자연에서 보내는 시간이 주당 3~4시간에 이를 때 최대치에 도달했고, 그 시간을 넘어서면 더는 변화가 없었습니다. 또한 한 번에 몰아서 2시간을 보내거나 여러 날에 나누어서 시간을 보내도 효과에는 차이가 없었습니다. 이러한 긍정적 효과는 나이나 만성 질환 유무와 관계없이 모든 집단에서 나타났습니다.

특히 노년층은 주당 30분만 녹지에 머물러도 우울증이나 고혈압과 같은 특정 질환의 발생 위험이 줄어든다는 추가적인 연구 결과도 발표되었습니다.[186]

'바람 좀 쐬고 오다', '신선한 공기를 마시다'와 같은 표현은 자연과의 접촉을 뜻하며, 이런 경험이 건강에 좋다는 사실은 잘 알려져 있습니다. 물론, 블루존의 주민들이 그러했듯이, 자연 가까이 산다는 사실만으로 생물학적 시계가 늦춰졌다고 단정 짓기는 어렵습니다. 그보다는 그러한 자연환경이 생활 방식에도 영향을 미쳐 전반적으로 장수 효과를 높였다고 보는 게 더 정확할 것입니다. 그렇다 하여도, 자연 그 자체가 주는 효과를 간과할 수는 없습니다. 최근 연구에 따르면 녹지 가까이에 사는 도시인의 경우, 기대수명이 늘어날 가능성이 훨씬 더 높았습니다.

호주의 한 연구진은 멜버른, 시드니, 퍼스에 거주하는 여성 479명을 대상으로 자연환경이 생물학적 나이에 미치는 영향을 조사했습니다. 실험 대상자는 일란성 쌍둥이 132명, 이란성 쌍둥이 132명, 자매 215명이었으며, 연구진은 그들의 혈액을 채취해 '그림 에이지'로 생물학적 나이를 측정했습니다. 그런 다음, 위성 이미지로 각 참가자의 집 주변의 녹지 수준을 분석해서 생물학적 나이와 비교했습니다. 그 결과, 녹지가 풍부할수록 생물학적 나이가 더 어린 것으로 나타났습니다. 이 결과는, 자연 가까이 살수록 노화 속도가 느려진다는 가능성을 보여줍니다.[187]

미국의 4개 도시에 사는 900명을 대상으로 한 또 다른 연구에서도 비슷한 결과가 나타났습니다. 녹지 근처에서 평균 20년간 살았던 사람들의 생물학적 시계가 더 느리게 흘렀다는 게 드러난 것입니다.[188] 반면 환경과 혈액에서 오염 물질이 검출된 경우에는, 생물학적 시계가 빨라지고[189] 세포 노화 역시 촉진될 수 있다는 결과가 나왔습니다.[190]

이러한 결과는 블루존의 백세인들이 누렸던 풍요로운 자연환경의 이점과 맞닿아 있습니다. 이와 관련된 연구는 아직 초기 단계에 불과하지만, 발전을 거듭해 점차 장수 의학의 핵심 분야로 자리 잡을 것이라 예상됩니다.

스트레스와 낙관주의

블루존의 백세인들에게는 특별한 점이 두 가지 있습니다. 하나는 뛰어난 회복탄력성이고, 다른 하나는 매우 고령임에도 불구하고 삶에 대한 열정과 낙관적인 태도를 여전히 간직하고 있다는 점입니다. 이들의 삶이 늘 순탄했던 것도 아닐 텐데 말입니다.

여러분은 낙관적인 편인가요? 유리잔을 볼 때 물이 반이나 남았다고 생각하나요, 아니면 반밖에 없다고 생각하나요? 낙관적으로 생각하기란 쉽지 않습니다. 특히 부정적인 뉴스가 넘쳐나는 현대 사회에서는 더더욱 그렇습니다. 불안, 스트레스, 우울증은 오늘날 산업 사회가 초래한 문제로, 건강에 심각한 영향을 미칩니다.

하지만 낙관적인 태도를 지님으로써 수명이 늘어날 수 있다면 한번 시도해 볼 만하지 않을까요?

낙관주의가 건강에 이로운 영향을 준다는 것은 각종 연구를 통해 밝혀졌습니다. 심리 테스트를 통해 두 가지 성향을 분류해본 결과, 비관적인 사람들보다 낙관적인 사람들이 전반적으로 더 건강했습니다.[191] 이들은 심혈관 질환, 호흡기 질환, 암, 감염병 같은 노화 관련 질병으로 사망할 위험이 더 낮았습니다.[192] 23만 명을 대상으로 한 이 연구를 통해, 낙관적인 태도를 가진 사람들의 심혈관 질환 위험률이 낮다는 게 밝혀졌고, 이는 낙관적인 태도가 장수와 관련 있다는 가설을 증명해줍니다.

스트레스가 수명에 미치는 영향을 측정한 초기 연구는 두 대규모 집단을 대상으로 이뤄졌습니다. 첫 번째는 2004년부터 2014년까지 10년간 미국 간호사 6만 9,744명을 추적 관찰하면서 진행되었고, 두 번째는 1986년부터 2016년까지 30년간 미국 행정 공무원 1,429명을 대상으로 진행되었습니다. 연구진은 심리 테스트를 통해 참가자의 낙관주의 수준을 평가하고, 건강 문제와 생활 습관을 분석했습니다. 이 실험에서는 특별한 나이의 기준을 85세로 삼았는데, 이는 현재 프랑스 여성의 평균 기대 수명과 비슷합니다. 두 연구 모두, 성별과 관계없이 낙관적인 사람이 비관적인 사람보다 평균 11~15% 더 오래 산다는 결과가 나왔습니다.[193] 미국 노인의학회 American Geriatrics Society에서 50~79세 여성 16만 명을 대상으로 26년 동안 진행한 연구 역시 비슷한 결과를 보여줍니다.[194] 다만, 앞선 연구보다 낙관주의로 인한 장수 효과는 조금 낮게 나타났습니다. 또 다른 연구에서는 낙관적인 태도가 만성 질환 치료에 긍정적인 영향을 주는 것으로 나타났습니다. 낙관적인 사람은 치료 효과를 더 신뢰하고 치료

지침을 더 철저히 따르는 경향을 보였습니다. 또한 이들은 스트레스와 우울증을 잘 극복하고 감정을 효과적으로 조절하였습니다.

반대로 스트레스가 세포 노화에 미치는 영향을 살펴보면 그 결과는 꽤나 걱정스럽습니다.[195] 미국 전역의 의대생 250명을 대상으로 5년 동안 학업 스트레스를 추적 조사한 결과, 스트레스가 텔로미어의 길이를 정상 속도보다 여섯 배나 빠르게 줄였다는 사실이 밝혀졌습니다![196] 우울증 역시 텔로미어가 줄어드는 속도를 빠르게 하는 것으로 나타났습니다. 따라서 만성 우울증 환자는 실제 나이보다 텔로미어 나이가 4~10년 더 많을 수 있습니다.[197] 이처럼 스트레스의 부정적 영향은 끝이 없어 보입니다.

그렇다고 비관할 필요는 없습니다! 요가, 명상, 조용한 휴식[198] 등 과학적으로 입증된 스트레스 관리 방법들이 있고, 이러한 활동은 생물학적 나이를 낮추고 텔로미어가 줄어드는 속도를 늦춰줍니다.[199] 또한 한 심리학 연구에 따르면, 낙관적인 태도는 어느 정도 유전자의 영향을 받지만, 경험과 인간관계를 통해 후천적으로도 얻을 수 있다고 합니다. 즉, 유리잔을 보며 물이 반이나 남았다고 생각하는 낙관적인 시각을 연습해보는 것이 스트레스를 크게 줄여 줄 수 있습니다.

과학이 밝힌 블루존의 비밀

블루존 백세인의 장수 비결은 오랫동안 수수께끼였습니다. 물론 1세대 인구통계학자들은 직관적으로 운동, 건강한 식단, 스트레스 없는 삶, 사회적 유대가 장수의 핵심이라고 파악했습니다. 블루존 주민들이 이미 이러한 요소를 자연스럽게 실천하며 살고 있었기 때문입니다. 이후 블루존은 생물학 연구자들에게도 많은 영감을 주었습니다. 오늘날 과학은 세포의 노화 지표를 추적하고 장기별 노화를 측정할 수 있을 만큼 발전했습니다. 200건이 넘는 연구를 통해 사회적, 환경적 요인뿐 아니라 식습관과 신체 활동이 생물학적 나이에 큰 영향을 미친다는 사실도 밝혀냈습니다. 노화와 관련된 이 요인들은 세포 노화의 또 다른 지표인 텔로미어의 길이에도 영향을 미치고[200] 후성유전체에도 흔적을 남기는데, 이제는 후성유전적 시계로 그 흔적까지 측정할 수 있게 되었습니다.[201] 최근에는 혈액을 채취해 노화 지표를 측정하고, 이를 통해 고령자의 수술 후 회복 가능성이나 전반적인 건강 상태를 예측하는 기술까지 개발되었습니다.[202]

후성유전적 시계는 세포 노화의 일부만을 반영하지만, 환경과 생활 방식이 생물학적 나이에 미치는 영향을 과학적으로 설명하는 데 중요한 역할을 합니다. '후성유전체'가 식습관, 생활 방식, 환경 같은 외부 요인과 밀접하게 연관되어 있기 때문입니다. 사람마다 생물학적 나이가 다를 수밖에 없는 이유도 바로 여기에 있습니다. 반면에, 유전이 수명에 끼치는 영향력은 생각보다 낮습니다.

노화가 빠르게 진행되고 있나요? 그렇다 해도 너무 걱정할 필요는 없습니다. 과학이 발전함에 따라 생물학적 시계의 바늘을 거꾸로 돌릴 가능성이 열리고 있기 때문입니다. 노화를 통제하고, 궁극적으로는 노화를 되돌릴 가능성이 생긴 것입니다.

한 예비 연구에서 드러난 결과는 매우 놀랍습니다.[203] 50~72세의 건강한 남성 43명이 참여한 이 실험에서, 참가자들은 8주 동안 식단과 수면, 운동, 휴식이 적절하게 배합

된 종합 프로그램을 실행했습니다. 프로바이오틱스와 식물성 영양제도 함께 복용했습니다. 반면, 실험 대조군은 기존의 생활 방식을 유지했습니다. 프로그램 시작 전후로 참가자들의 후성유전적 나이를 호바스 시계로 측정하고 그 값을 대조군과 비교했는데, 그 결과는 놀라웠습니다. 약 두 달 만에 후성유전적 나이가 평균 3.23년이나 줄어든 것입니다. 유사한 프로그램을 여성들에게도 적용한 결과, 후성유전적 나이가 평균 4.6년 정도 줄어드는 결과가 나왔습니다. 다만 이 경우에는, 여성 참가자 수가 적었기 때문에 추가 연구가 필요한 측면은 있었습니다.[204]

지금까지, 전 세계 과학자들이 노화의 작동 원리를 이해하고 건강을 개선하기 위해 수 세기 동안 기울인 노력을 살펴보았습니다. 지난 20년 동안 이 분야는 비약적으로 발전했습니다. 수많은 연구 결과들이, 제가 처음에 품었던 직관적인 생각, 즉 비활성화되는 유전체를 되돌릴 수 있을 거라는 예상을 과학적으로 뒷받침해 주었습니다. 저는 연구팀과 함께 노화 세포를 재프로그래밍하고 이를 생쥐에게 적용시키는 실험을 진행했습니다. 그 결과, 단순한 재프로그래밍으로도 생물학적 시곗바늘을 되돌릴 수 있으며, 노화로 인한 질병을 예방할 수 있고, 건강 수명을 연장할 수 있다는 것을 확인했습니다.[205]

증조할머니 댁 거실에 있던 벽시계가 인생을 통제하는 것처럼 느껴졌던 어린 시절이 떠오릅니다. 아버지가 제게 시곗바늘 지켜보는 일을 맡기고, 시계 되감기를 도와주신 순간도 생생하게 기억납니다. 이 모든 게 우연은 아니었을 것입니다. 당시의 평범했던 그 순간들이 지금의 저라는 사람을 만들고 이 길로 이끌어줬을 거라고 생각합니다.

물론, 이 여정은 아직 끝나지 않았습니다. 우리는 지금 노화 연구와 노인의학의 혁명이 시작되는 지점에 서 있습니다. 이제는 지금까지 쌓은 지식을 바탕으로 더욱 혁신적인 발전을 이룰 때가 되었습니다. 그리고 그것은 앞으로 인간의 수명에 큰 변화를 불러올 것입니다.

4부

생체 시계를 거꾸로 돌리는
노화 혁명

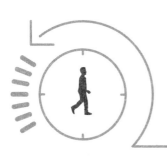

인구 고령화로 노화 관련 질병은 증가하고 있습니다.

그러나 문제는 나이가 아닌 노화입니다.

사람은 단순히 나이를 먹어서 죽는 게 아니라,

잘못된 노화와 그로 인한 결과 때문에 죽게 되는 것입니다.

노년기 질병에 대처하는 과학은 발전 중입니다.

노화가 가져오는 부정적인 영향을 멈출 수 있습니다.

칼로리를 제한할 때
몸에서 벌어지는 일

음식을 적게 섭취하고 칼로리를 제한할 때 몸에서 일어나는 과정이 밝혀지면서, 연구진들은 칼로리 제한을 모방하는 분자를 개발하기 시작했습니다. 특히, 세포를 조절하는 주요 신호 경로에서 칼로리 제한과 유사한 효과를 낼 수 있는 분자를 개발하는 데 주력하고 있습니다. 이것이 인간의 노화 과정을 늦추고 수명을 연장하는 데 기여할 수 있을 것으로 기대됩니다.

이제 그 내용을 구체적으로 살펴보겠습니다.

1. 인슐린/IGF 신호 경로: 우리 몸의 주요 에너지원인 포도당을 과도하게 섭취하면 당뇨병, 심혈관 질환 등 노화와 관련된 질환이 유발됩니다. 혈당이 높아지면 인슐린 호르몬의 분비가 촉진되고, 이는 인슐린/IGF 신호 경로를 활성

화합니다. 이 경로는 단백질 섭취량이 많을 때도 활성화되며, 암세포의 증식을 촉진할 수도 있습니다. 그러나 칼로리 제한 상태에서는 이 신호 경로의 활성화 수준이 현저히 감소합니다. 이러한 이유로 인슐린/IGF 신호 경로는 칼로리 제한을 통한 수명 연장의 핵심 경로로 주목받고 있습니다.

2. mTOR* 경로: 영양소 섭취를 감지하고 수명 조절에 관여하는 또 다른 경로입니다. 진화 과정에서 이 기능은 포유류까지 이어져 왔습니다. 이 경로는 아미노산 농도를 감지하며, 경로가 활성화될 경우 단백질 합성이 촉진되고, 반대로 비활성화되면 자가포식을 통해 손상된 단백질과 세포 내 소기관을 분해합니다. mTOR 경로는 아미노산 농도와 직접적으로 관련 있기 때문에 칼로리 제한의 주요 매개체로 여겨집니다. 예쁜꼬마선충이나 초파리를 대상으로 한 동물 실험에서 mTOR 경로의 활성을 억제하면, 수명이 연장되는 것으로 나타났습니다.

3. AMPK 경로: AMPK(아데노신 모노포스페이트 활성 단백질 인산화효소) 신호 경로도 영양 상태에 따라 조절됩니다. 에

---

* Mammalian target of rapamycin의 줄임말. 단백질 인산화효소의 일종이다. (옮긴이 주)

너지가 부족한 경우에는 AMPK가 활성화되어 세포 에너지원인 ATP 생성을 촉진합니다. 예쁜꼬마선충은 칼로리 제한 상태에서 수명을 연장할 때 AMPK에 의존하는 것으로 밝혀졌습니다. AMPK 기능이 손상되면 칼로리 제한의 수명 연장 효과가 줄어들고, 반대로 AMPK가 과발현되면 건강 수명이 늘어나는 게 관찰되었습니다. 이 결과는 초파리에서도 동일했습니다. 특히 근육과 복부 지방에서 AMPK가 과발현되면 초파리의 수명이 크게 연장되었습니다. 그러나 포유류에서 AMPK가 수명 연장에 미치는 영향은 아직 논란의 여지가 있어 추가적인 심층 연구가 필요합니다.

4. 시르투인 Sirtuin: 이 효소는 진화 과정에서 사라지지 않고 그대로 보존되어 왔습니다. 이것은, 칼로리를 제한할 때 발현되는 효과를 모방합니다. 예쁜꼬마선충과 초파리는 시르투인의 일종인 SIRT1이 과발현됐을 때 수명이 늘어났으며, 반대로 SIRT1이 비활성화되면 수명이 줄어들었습니다. 포유류에서도 SIRT1이 칼로리 제한의 매개 역할을 한다는 점이 확인되었습니다. 유전자 조작으로 SIRT1을 과발현시킨 생쥐는 칼로리 제한을 받은 생쥐와 생리적으로 유사한 특성을 보였습니다. 이들은 대조군에 비해 적정 체중을 유

지하고 대사 활동이 활발했으며, 혈중 콜레스테롤과 인슐린 수치가 낮고 포도당 내성도 뛰어났습니다. 또한 근력과 균형, 인지 능력 시험에서도 우수한 결과를 보였습니다. 반면, SIRT1이 비활성화된 생쥐는 칼로리를 제한해도 수명이 늘어나지 않았습니다.

시르투인의 효과는 상황에 따라 달라질 수 있습니다. 일례로, 칼로리를 제한해도 특정 조건에서는 시르투인이 활성화되지 않을 수 있습니다. 그러나 SIRT1의 활동 증가가 건강과 수명에 긍정적인 영향을 미친다는 점은 분명해 보입니다.

현재 칼로리 제한이 일으키는 변화의 작동 원리를 더 명확히 이해하기 위한 연구가 활발히 진행 중입니다. 이러한 변화는, 단순히 한 가지 신호 전달 경로나 특정 유전자에 의해서만 나타나지 않는다는 점을 기억해야 합니다. 물론, 다양한 생물학적 경로 중 일부만이라도 정밀하게 조절할 수 있다면 장수에 한 걸음 더 다가갈 수 있을 것입니다.

한편, 매일 칼로리를 제한하기 쉽지 않다는 현실적인 문제를 해결하기 위해 칼로리 제한과 유사한 효과를 일으키는 약물 역시 개발 중에 있습니다.

약 20년 전부터 미국 국립노화연구소National Institute on Aging는 생쥐를 실험체로 한 노화 방지 물질 선정 프로그램Interventions Testing Program을 통해, 후보 물질의 효과를 평가해 왔습니다. 미시간 대학교, 잭슨 연구소, 텍사스 대학교의 샌안토니오 건강과학센터에서 실험을 진행하였는데, 각각의 연구소마다 암컷 36마리와 수컷 44마리, 즉 총합 108마리의 암컷과 132마리의 수컷에게 후보 물질을 투여하고, 대조군 개체 수는 두 배로 준비해 결과를 비교했습니다. 생쥐의 평균 수명과 비교해서 10% 정도의 작은 변화만 나타나도 통계에 포함되도록 표본을 선정해 계산했고, 예기치 못한 이유로 특정 연구소의 실험값을 사용할 수 없더라도 신뢰도를 80% 이상 유지할 수 있도록 실험을 설계했습니다. 이 프로그램은 매우 획기적인 시도였습니다. 그리고 선정된 12가지의 물질 중 몇몇은 앞서 설명한 칼로리 제한 시 활성화되는 특정 세포 신호 전달 경로를 자극하는 것으로 밝혀졌습니다.

"레스베라트롤"은 폴리페놀, 즉 식물성 항산화 물질로 포도 껍질과 와인에 풍부하게 들어 있습니다. 앞서 살펴본 바와 같이 이 물질은 SIRT1을 활성화시켜 세포 노화와 관련된 다양한 지표에 영향을 미칩니다. 레스베라트롤은 매사추세츠 공과대학교MIT의 데이비드 싱클레어David Sinclair가 처음 발견했습니다. 싱클레어는 효모의 수명을 연장하기 위해 SIRT1을 활성화하는 분자를 찾던 중 레스베라트롤의 존재를 발견했습니다. 이후 여러 연구를 통해, 레스베라트롤이 칼로리 제한과 유사한 방식으로 노화를 늦추는 효과가 있다는 결론을 내놓았습니다. 예쁜꼬마선충, 초파리, 제브라피쉬zebra fish뿐 아니라 비만인 생쥐에게서도 수명이 연장되는 효과가 나타났습니다. 레스베라트롤은 세포 스트레스에 대한 저항 유전자의 발현을 촉진하여 유전체를 보호합니다.

그러나 칼로리 제한을 하지 않은 건강한 생쥐를 대상으로 한 실험에서는 레스베라트롤이 수명에 영향을 미치지 않는 것으로 나타났습니다. 이는 레스베라트롤이 칼로리 제한의 효과를 완벽히 모방하는 물질은 아님을 시사합니다. 하지만 건강한 생쥐와 알츠하이머병 모델 생쥐에게 레스베라트롤을 투여했던 또 다른 연구에서는, 수명이 유의미하게 연장되었습니다. 생쥐의 평균 기대 수명은 10.4개월에서 14개월로 증가했으며, 레스베라트롤이 알츠하이머병의 일부 증상을 완화시켰습니다. 레스베라트롤이 인간의 수명을 늘려주는지에 관해서는 아직 명확히 입증되지 않았습니다. 그러나 현재까지의 연구는, 이 물질이 건강을 개선하고 노화와 관련된 질환을 예방하는 데 도움을 줄 수 있다는 가능성을 보여줍니다.

"**라파마이신**Rapamycin"은 장기 이식 후의 거부 반응을 억제하는 약물로 처음 등장했습니다. 그러나 칼로리를 제한했을 때와 유사한 생물학적 경로를 활성화하고 수명을 연장시키는 효과가 있다고 밝혀지면서 칼로리 제한 모방 물질로도 주목받기 시작합니다. 한 연구에서 20개월 된 생쥐(사람 나이로 치면 약 60세)에게 라파마이신을 투여한 결과, 표준 식단을 유지했음에도 불구하고 평균 수명과 최대 수명이 유의미하게 늘어났습니다. 또 다른 연구[1]에서는, 20개월 된 생쥐에게 90일 동안 라파마이신을 투여하자 대조군에 비해 최대 60% 더 오래 산다는 결과도 나왔습니다. 투여를 받은 생쥐 중 한 마리는 투여 종료 후 14개월을 더 살았고, 사람으로 치면 약 140세까지 산 셈이었습니다. 라파마이신은 mTOR 활성을 감소시키는 작용을 하며, 이는 노화와 관련된 경로에 영향을 미칩니다. 그러나 부작용 때문에 이 약물을 인간에게 직접 사용하기는 어려워 해결책으로 mTOR 활성을 억제하면서 부작용은 거의 없는 새로운 유도체, '라팔로그Rapalog'가 등장했습니다. 이는 뒤에서 더 자세히 살펴보겠습니다.

"메트포르민"은 칼로리 제한 모방 물질 중 가장 유의미한 후보로 꼽히는 약물입니다. 메트포르민은 인슐린 감수성을 높이고 AMPK를 활성화하는 약물로, 제2형 당뇨병 치료제로 널리 사용되고 있습니다. 프랑스에서는 1979년부터 글루코파Glucophage라는 상품명으로 판매되고 있으며, 제2형 당뇨병 환자뿐 아니라 과체중, 비만 환자를 위한 주요 처방 약으로 쓰입니다. 효과가 뛰어나면서도 저혈당이나 체중 증가와 같은 부작용이 적기 때문입니다. 메트포르민은 AMPK를 활성화시켜, 간에서 포도당을 생성하는 유전자를 억제해 혈당 수치를 낮춥니다.

그렇다면 메트포르민은 어떻게 수명 연장에 기여할까요? 연구진은 생쥐를 대상으로, 메트포르민이 유도하는 유전자 발현의 변화가 칼로리를 제한했을 때 나타나는 변화와 유사하다는 점을 발견했습니다. 또한 예쁜꼬마선충에서도 메트포르민의 AMPK 활성화가 수명 연장 효과를 가져온다는 걸 확인했습니다. 메트포르민은 노화 과정의 여러 측면에 긍정적인 영향을 미치며, 노화와 관련된 질환의 발생 위험을 줄입니다. 그러나 생쥐와 예쁜꼬마선충에게서는 수명 연장 효과가 확인되었지만, 초파리와 쥐에게서는 같은 결과를 얻지 못했습니다. 따라서 메트포르민을 칼로리 제한 모방 물질이라고 단정 짓기는 아직 어렵습니다.

그럼에도 불구하고 메트포르민은 제2형 당뇨병 치료제 이상의 역할을 수행하고 있으며, 나이와 관련해 특정 질병의 발생 위험을 줄이거나 예방하는 데 효과적이라고 밝혀졌습니다. 2005년에 영국 던디 대학교 연구진은, 메트포르민을 복용하자 당뇨병 환자의 암(유방암, 췌장암, 대장암[2]) 발병 위험률이 25%나 감소했다는 놀라운 결과를 발표했습니다.[3] 메트포르민은 AMPK를 활성화하여 심장을 보호하는데, 이는 심근경색 실험으로도 확인되었습니다. 또한, 메트포르민이 신경 줄기세포의 분화를 촉진하고 새로운 뉴런을 생성시켜서, 정상 생쥐 및 알츠하이머 모델 생쥐의 학습 능력을 모두 향상시켰다는 결과도 나왔습니다.

메트포르민이 분자 수준에서 작용하는 구체적인 원리는 아직 명확히 밝혀지지 않았지만, 이 약물이 노화와 관련된 질병을 늦추는 데 효과적이라는 사실은 분명합니다.

이 외에도 칼로리 제한의 효과를 모방할 수 있는 다양한 물질이 검토되고 있습니다. 몇 가지 주요 물질을 아래에 소개합니다.

"알파-케토글루타르산α-Ketoglutaric acid**"**은 세포 대사에 필수적인 물질로, 다양한 기초 과정에 관여합니다. 이 물질은 콜라겐 합성[4]뿐 아니라, 후성유전적 조절[5]과 줄기세포 증식[6]에도 중요한 역할을 합니다. 특히 마지막 두 가지 역할은 세포 노화와 밀접한 관련이 있습니다. 알파-케토글루타르산은 나이가 들수록 감소하지만, 이는 칼로리 제한이나 운동으로 높일 수 있습니다. 예쁜꼬마선충 실험을 통해, 알파-케토글루타르산은 ATP 합성 효소를 억제시켜 수명을 연장하고, mTOR 억제를 통해 자가포식을 활성화하는 것으로 나타났습니다.[7] 초파리 실험에서는 mTOR를 억제하고 AMPK를 활성화해 수명 연장에 기여했으며,[8] 실험용 생쥐의 평균 수명을 기존에 비해 약 15% 연장시켰습니다. 이는, 노화로 인한 건강 악화와 염증성 물질의 수치를 줄이고,[9] 질병으로 고통 받는 기간을 단축했기 때문인 것으로 보입니다.[10]

"베타-하이드록시부티르산 β-Hydroxybutyric acid"은 탄수화물, 특히 전분 함량이 높은 음식을 제한하고 지방과 단백질 위주의 '케토제닉 식단'을 실천할 때 생성되는 대체 에너지원입니다. 세포는 보통 포도당을 에너지원으로 사용하지만, 포도당 섭취가 줄어들면 '지방산 분해 대체 경로'를 사용해 에너지를 생산합니다. 이 과정에서 생성되는 지방산 유도체인 '케톤체 Ketone bodies[11]'에는 아세토아세테이트 Acetoacetate, 아세톤 Acetone, 베타-하이드록시부티르산이 포함되어 있습니다. 베타-하이드록시부티르산의 혈중 농도는 단식 기간에 따라 최대 1천 배까지 높아질 수 있으며,[12] 특정 효소를 억제해 유전체 구조에 영향을 미치고 일부 유전자의 발현을 늘립니다.[13] 특히 FOXO3a 같은 장수 유전자의 발현을 높이는 것으로 알려져 있습니다.[14]

예쁜꼬마선충에게 베타-하이드록시부티르산을 투여하자 선충의 수명이 평균보다 20% 연장되었습니다.[15] 또한 칼로리 제한이나 단식, 운동을 하면 이 물질의 혈중 농도가 증가하는데 생쥐와 인간 모두에게서 최대 100%나 증가하는 것을 확인했습니다.[16] 베타-하이드록시부티르산은 염증과 세포 노화를 억제하기 때문에 건강에 긍정적 영향을 미칠 가능성이 높아 이를 증명하기 위한 연구가 활발히 진행되고 있습니다.[17]

현재 많은 연구가 진행 중에 있으며, 곧 실생활에 활용될 것으로 기대됩니다.

다음으로 주목할 만한 세 가지 물질을 이어 소개합니다.

먼저 **"L-메티오닌**L-méthionine**"**입니다. 몇몇 칼로리 제한 연구에서 상반된 결과가 나오면서, 일부 연구진들은 칼로리 제한보다 식단 구성의 영향을 살펴보는 쪽으로 연구 방향을 전환했습니다.

지중해식 식단은 설탕과 지방을 줄여서 섭취 칼로리를 낮추지만, 균형 잡힌 식단에서는 일반적으로 단백질 공급원인 육류 섭취를 줄여 칼로리를 낮추는 경우가 많습니다.

이에 따라 여러 연구실에서는 칼로리와 단백질 섭취를 제한하지 않은 상태에서, 특정 아미노산의 섭취 비율을 조정하며 변화를 확인했습니다. 그 결과, 실험용 생쥐의 생애 초기에 L-메티오닌 섭취를 제한하자 칼로리 제한과 유사한 효과가 나타났습니다.[18]

L-메티오닌은 육류, 생선, 달걀, 유제품처럼 단백질이 풍부한 식품에 많이 들어 있으며, 견과류와 곡류에는 적고 과일과 채소에는 거의 없습니다. 이 아미노산은 미토콘드리아에서 가장 많은 활성산소를 생성하는 물질로, 이 메티오닌의 섭취를 줄이면 칼로리나 단백질을 제한하지 않아도 수명이 연장될 수 있습니다. 하지만 이런 제한법을 실천하기가 쉽지 않아서, L-글리신L-lycine 을 추가로 섭취하는 방법이 등장했습니다.

"L-글리신"은 L-메티오닌 대사 과정에서 발생한 호모시스테인을 제거해서, 미토콘드리아에 끼칠 수 있는 유해한 영향을 완화합니다. 실험용 쥐의 식단을 바꾸는 대신, 그것에 글리신만 추가하자 단백질이나 L-메티오닌을 제한했을 때와 비슷하게 IGF-1, 인슐린, 중성지방 수치가 감소하고 쥐의 수명이 연장되는 결과가 나타났습니다.[19] 글리신은 IGF-1[20]의 발현을 조절함으로써, 생체 회복이나 성장 같은 생물학적 과정을 촉진합니다. IGF-1 수치를 유지시키면서도[21] 그것의 수치가 과도하게 상승하는 것은 막아주어서, 수명에 미칠 수 있는 부정적 영향을 방지합니다.

하지만 현대 식단에서 L-글리신이 차지하는 비중은 많지 않습니다. 육류를 섭취하는 경우 주로 근육 부위(소고기 안심, 생선, 닭고기 등)를 소비할 뿐, 간이나 뇌 같은 내장 부위나 피부, 골수, 연골 같은 결합 조직은 거의 섭취하지 않기 때문입니다. 하지만 이러한 결합 조직에는 콜라겐이 풍부하며, 콜라겐 단백질의 약 30%는 L-글리신으로 구성되어 있습니다. 반면, 살코기나 생선의 L-글리신 함량은 4%에 불과합니다. 서구에서는 체중이 70kg인 사람을 기준으로 했을 때, 하루에 L-글리신을 10g 정도 추가로 섭취해야 한다는 연구 보고서도 발표되었습니다.[22]

"타우린 Taurine**"**은 운동선수들이 많이 섭취하는 보충제로 잘 알려져 있으며, 나이가 들수록 체내 타우린의 농도가 줄어드는 경향이 있습니다. 이 현상은 생쥐, 원숭이, 인간 모두에게서 동일하게 나타나며, 60세 성인의 타우린 농도는 5세 아동의 3분의 1 수준에 불과합니다. 최근 동물 연구에서도, 타우린 부족이 노화를 촉진하며 타우린을 보충할 경우 수명이 연장되고 건강이 개선된다는 게 밝혀졌습니다.[23]

14개월 된 (사람 나이로 약 45세인) 생쥐 250마리에게 타우린을 매일 보충하자 수명이 3~4개월 연장되었습니다. 수컷 생쥐의 경우에는 평균보다 10%, 암컷의 경우에는 12% 수명 연장 효과를 보였으며, 이를 인간의 시간으로 환산하면 약 7~8년에 해당합니다.

타우린 보충은 다양한 이점을 제공합니다.[24] 1년간 타우린을 섭취한 생쥐는 전반적으로 더 건강한 상태를 유지했습니다. 특히, 암컷 생쥐는 나이가 들어도 체중이 늘지 않았고, 오히려 골밀도가 증가하고 근지구력과 근력이 개선되었습니다. 또한 우울증과 불안 증상이 줄어들고 면역 체계 기능이 강화되었습니다. 또한 세포 수준에서도 유의미한 변화를 보였는데, 노화 지표라 할 수 있는 DNA 손상, 텔로머레이스 결핍, 미토콘드리아 기능 저하, 세포 노화 등의 진행이 늦춰졌습니다.[25]

따라서 노년층이라면 타우린을 보충하는 게 효과적인 노화 방지 전략이 될 수 있습니다. 타우린은 신체에서 자연적으로 생성되지만, 음식을 통해 섭취 가능한 아미노산 형태로 소량 복용 시 독성이 없는 것으로 알려졌습니다. 또한 운동을 통해 타우린 생산을 촉진할 수도 있습니다. 다만,

지금까지의 연구 결과는 동물 실험을 기반으로 한 것이어서, 타우린을 비롯한 여러 유망한 물질이 인간의 건강과 수명에 미치는 영향을 명확히 밝히기 위해서는 무작위 임상시험이 추가로 필요합니다.

유익한 박테리아를 찾아라

인간의 소화기관에는 체세포의 약 100배에 달하는 박테리아가 서식합니다. 이들은 우리가 섭취한 음식을 영양분으로 활용하며, 그 대가로 식물성 식품 등 일부 음식의 소화를 돕습니다. 박테리아는 아미노산과 포도당 같은 영양소를 장에서 분해해 '대사산물'로 전환하고, 이를 혈액을 통해 온몸으로 전달합니다. 이러한 상호작용은 진화 과정에서 사라지지 않았고, 오늘날의 예쁜꼬마선충부터 인간에 이르기까지 동일하게 나타납니다.[26]

미생물군은 생리적 기능에 큰 영향을 미치며, 구성에 따라 신체에 유익하거나 해로울 수 있습니다.

포유류의 장내 미생물군은 소화, 포만감 조절, 면역 반응, 특정 비타민과 단쇄지방산, 2차 담즙산 같은 대사산물 생성에 중요한 역할을 합니다.[27] 장내 미생물군은 소화기관 이외의 다른 장기와도 상호작용하면서 전반적인 신체 기능을 유지하는 데도 기여합니다.[28] 미생물군의 변화는 비만, 제2형 당뇨병, 심혈관 질환, 지방간, 심지어 암과 같은 다양한 병리 상태와 관련되어 있습니다.[29] 특히, 미생물군의 변화로 발생하는 장내 미생물 불균형은 노화의 9가지 특성 중 하나로, 만성 염증과 함께 노화의 주요 징후로 꼽힙니다.[30]

나이가 들수록 미생물군의 다양성은 감소하고, 염증을 유발할 가능성이 있는 '기회감염균'이 증가합니다.[31] 과민성 대장 증후군 등 일부 질환의 경우에는, 만성적인 미생물군 불균형을 대변 이식으로 치료할 수 있습니다. 이 치료법은 건강한 기증자의 대변에서 추출한 미생물을 환자의 대장에 이식하여 장내 생태계를 복원하는 방식입니다.[32] 장내에 유해 박테리아가 많은 노년기 생쥐에게 젊은 생쥐의 미생물군을 이식한 결과, 수명이 10~15% 증가하고 전반적인 건강 상태가 개선되었다는 사례가 보고되었습니다. 구체적으로는 신장 섬유증이 감소하고, 체중이 유지되며, 포도당 대사가 개선되고, 장내 염증성 표지가 감소하는 효과가 나타났습니다. 또한 나이가 들면서 사라진 단일종 박테리아를 이식해도 대변 이식과 비슷한 효과가 나타났습니다.[33] 이 같은 미생물군 이식은 뇌의 노화에도 긍정적인 영향을 미친다고 밝혀졌습니다.[34]

'건강한' 미생물군의 대사산물이 기대 수명에 긍정적인 영향을 줄 가능성은 매우 높습니다. 장수한 사람들의 장 내 미생물군에는 아커만시아Akkermansia, 비피도박테리움 Bifidobacterium, 크리스텐세넬라Christensenella와 같은 유익한 박테리아가 많았습니다.[35] 그러나 이러한 특정 미생물군이 장수의 원인인지, 결과인지는 아직 명확하게 밝혀지지 않았습니다. 다만, 미생물군이 수명과 관련 있다는 증거는 점점 더 늘어나고 있습니다.

운동이 미생물군의 구성과 건강에 미치는 긍정적인 효과는 이미 잘 알려져 있습니다. 이러한 효과는 실험용 생쥐에게서 처음 확인되었고,[36] 이후 사람을 대상으로 한 실험에서도 입증되었습니다. 신체 활동이 활발한 사람과 그렇지 않은 사람의 장내 미생물군을 비교한 결과, 주당 150분 이상 적당히 운동하면 미생물군의 다양성과 풍부함이 모두 증가하는 것으로 나타났습니다.[37] 특히 달리기나 수영 같은 지구력 운동이 근력 운동보다 더 효과적인 것으로 밝혀졌습니다. 그러나 흥미롭게도, 운동으로 인한 미생물군의 변화는 사람마다 다르게 나타났습니다. 정상 체중인 사람의 경우, 긍정적인 변화가 뚜렷하게 드러났지만 과체중인 사람에게서는 그 효과가 상대적으로 미미했습니다. 이는 올바른 식습관이 뒷받침되지 않으면 운동만으로 장내 미생물군을 개선하기 어렵다는 점을 보여줍니다. 운동의 미생물군 개선 효과는 특히 운동선수의 체력과 경기력에서 분명하게 드러납니다.[38] 블루존에 거주하는 백세인들 역시, 주당 신체 활동 시간이 150분을 훨씬 넘는다는 점도 주목할 만합니다.

식단은 미생물군에 강력한 영향을 미치며, 이는 장수에 긍정적 또는 부정적 결과를 가져올 수 있습니다. 일례로, 과체중 동물의 미생물군을 정상 체중을 지닌 생쥐에게 이식하자 비만 증상[39] 및 수명이 단축되는 경향이 나타났습니다. 반대로, 칼로리를 제한하면 생쥐의 미생물군 구성 역시 바람직하게 바뀌었습니다.[40] 사람도 마찬가지였습니다. 칼로리를 제한하면 백세인에게서 많이 발견되는 크리스텐

세넬라 같은 박테리아의 비율이 늘어났습니다. 만약 특정 박테리아가 장수의 비결로 드러난다면, 이를 활용해 고령자의 미생물군을 조절하는 방법을 개발할 수 있을 것입니다. 예를 들어, 비피도박테리움과 락토바실루스Lactobacillus 처럼 항염증 특성이 있는 프로바이오틱스를 섭취하거나,[41] 블루존 백세인들의 미생물군에서 발견된 박테리아를 기반으로 새로운 프로바이오틱스를 제조하면 오래도록 건강한 삶에 기여할 수 있을 것입니다.

지금 당장 미생물군을 개선하는 가장 간단한 방법은 미생물군에 유익한 식단을 따르는 것입니다. 지중해식 식단은 염증 관련 혈액 생체 지표와 유전자 발현 양상을 개선시키며,[42] 이러한 효과는 건강한 사람뿐 아니라 비만, 제2형 당뇨병, 크론병 환자에게서도 동일하게 나타났습니다. 또한 지중해식 식단은 장내 미생물군의 다양화를 촉진하며 유익한 박테리아의 비율을 높이는 것으로 확인되었습니다.[43]

미생물군의 박테리아가 합성하는 '대사산물'은 다양한 생리 활성에 관여하는 분자로 이루어져 있습니다. 지중해식 식단은 특정 박테리아 집단의 성장을 촉진하며, 이 박테리아가 생성하는 대사산물은 생리적 기능과 면역 체계에 유익한 영향을 미칩니다.[44] 이러한 대사산물의 효과를 밝히기 위한 추가 연구가 진행 중이며, 이는 향후 의학적 가치가 클 것으로 기대됩니다. 현재 미국에서는 비만과 대사증후군 치료를 목표로 한 프로바이오틱스가 임상시험 단계에 있습니다. 더불어, 지금은 미래를 상상하는 단계에 불과하지만 노화 억제를 목표로 하는 야심 찬 연구들도 여전히 진행되고 있습니다.

줄기세포를 되살리는 '젊은' 피 효과

미국 실리콘밸리의 억만장자 브라이언 존슨Bryan Johnson 은 아들의 혈장을 자신에게, 자신의 혈장을 아버지에게 주사하는 실험을 공개적으로 실행했습니다. '나이 든' 사람에게 '젊은' 사람의 혈액을 제공한다는 발상은 처음에는 다소 섬뜩해 보일 수 있습니다. 일부 언론에서는 젊음을 목적으로 한 수혈을 '흡혈귀 치료'라고 부르기도 했습니다. 하지만 스포츠 의학계에서는 수혈을 통한 재생 치료를 이미 오래전부터 실행해 왔습니다. 예를 들어, 운동선수가 부상에서 빨리 회복할 수 있도록 혈소판이 풍부한 혈장을 주사하는 일은 흔한 치료법입니다. '신선한 피'로 젊음을 회복하는 계획은 상상에서 멈추지 않았습니다. 이는 실제 효과가 입증된 치료법으로, 원리 또한 과학적입니다. 혈소판에 포함된 단백질이 성장 인자로써 세포의 증식과 분화를 촉진해 손상된 조직이 재생되도록 돕기 때문입니다.

19세기 말 프랑스 생리학자 폴 베르Paul Bert는 젊은이의 혈액을 노년기 생체에 주입하는 발상을 처음으로 실행에 옮겼습니다. 그는 의학 박사 논문을 준비하면서 서로 다른 개체 간의 순환계 공유 가능성을 확인하고자 했습니다. 그가 설계한 '이질 연령 접합Heterochronic parabiosis' 실험은 연령대가 다른 두 동물의 순환계를 물리적으로 연결하여 혈액 속 세포와 분비 인자가 공유되도록 하는 것이었습니다.[45] 이후 여러 연구소에서 유사한 동물 실험을 통해, 청년기 혈액이 노년기 생체에 젊음을 불러일으킨다는 사실을 확인했습니다. 특히 근육, 간, 뇌, 췌장, 심장, 뼈, 동맥 등 다양한 조직에서 노화로 인한 기능 저하가 개선되는 효과가 관찰되었습니다.[46]

이어서 노화 조직에 젊음을 불어넣는 혈액 인자가 무엇인지 밝혀지기 시작했습니다. 그중 성장과 분화를 촉진하는 GDF-11 Growth Differentiation Factor 11은 나이가 들수록 감소하는데, 이 단백질을 노년기 생쥐에게 주입하자 심장 기능이 개선되고 신경 세포 생성이 활발해지는 효과가 나타났습니다.[47] 이러한 혈액 인자는 '젊음 인자'로 불리며, 노화된 줄기세포의 재생 능력을 회복시키는 역할을 합니다. 반대로, 젊은 줄기세포가 노화된 혈액 환경에 노출되면 재생 잠재력이 상실되는 사례도 있었습니다.[48] 이는 혈액 내 순환 인자가 줄기세포의 상태에 큰 영향을 미친다는 것을 보여줍니다. 이러한 발견을 바탕으로, 혈액 기반 치료가 노화로 인한 줄기세포 손실을 늦출 수 있다는 가능성이 열렸습니다.

　또한, 수혈과 알츠하이머병의 관계도 연구되었습니다. 수혈 환자를 대상으로 한 집단 추적 연구를 통해, 정기적으로 수혈을 받은 사람은 알츠하이머병 발병 시기가 지연되고, 같은 연령대와 비교해서도 발병 확률이 낮다는 통계 결과가 나왔습니다. 이러한 결과는 동물 실험에서도 확인되었습니다.

　알츠하이머병 유전적 소인을 가진 생쥐에게 젊은 생쥐의 혈장을 주입하자 발병이 지연됐던 것입니다.

　인간을 대상으로 한 임상시험에서는 혈장 대신 혈액의 주요 단백질인 알부민을 사용한 결과, 알츠하이머병 지연에 긍정적인 효과가 나타났습니다. 나아가 동물 실험에서는 수혈을 통해, 혈액 내 노화를 촉진하는 인자가 희석됨으로써 회춘 효과가 나타날 수 있다는 가능성이 제기되었습니다.

물론, 알츠하이머병 연구에 국한된 이 결과만으로 노화와 관련된 질환 전부에 이 원리를 적용하거나, 이 방향으로만 노화 연구를 진행하기는 어렵습니다.

하지만 많은 논란에도 불구하고, 이 연구 분야는 발전 가능성이 매우 높습니다. 미국 캘리포니아의 민간 기업 암브로시아Ambrosia는 채혈 센터를 설립하여 25세 이하 기증자의 혈장을 수집하고, 이를 35세 이상 80세 이하의 수혜자에게 판매 및 투여하였습니다. 이 사업은 수혈이 건강과 노화에 미치는 영향을 연구한다는 명목으로 진행되었으나, 윤리적 이유로 많은 나라에서는 시행하는 게 불가능합니다. 현재 프랑스에서는 프랑스혈액원 EFS가 기증된 혈액을 체계적으로 관리하고 있지만, 보유하고 있는 혈액과 혈장이 부족하기 때문에 이러한 자원은 응급 의료 상황에만 사용됩니다. 한편, 단순히 혈장을 희석하는 것만으로도 노년기 생쥐에게 젊은 혈장을 주입할 때와 유사한 효과가 나타났다는 흥미로운 연구 결과도 있습니다. 이는 젊은 피를 수혈하는 것보다 혈장 속의 노화 촉진 인자를 희석하는 게 더 합리적인 접근법이 될 수 있다는 가능성을 보여줍니다. 이 발견은 연구자들에게 새로운 탐구 영역을 제공했습니다.

그렇다면 젊은 혈장을 투여했을 때 발생하는 '회춘' 효과는 과학적으로 어떻게 설명할 수 있을까요? 현재 가장 신뢰할 만한 가설은 젊은 혈액 내의 특정 분자가 줄기세포의 조직 재생 능력 강화시킨다는 것입니다. 이 가설을 바탕으로, 특정 분자를 실험실에서 만들어 고령자에게 주사하는 방법도 고려하고 있습니다. 유전자 공학의 발전 덕분에 기술적으로 가능한 일이며, 이렇게 만들어진 주사제는 혈장의 역할을 모방할 수 있을 것입니다. 동물 실험에서는 이 방법의 회춘 효과가 이미 여러 차례 입증되었습니다. 즉, 이 방법을 통해 노화로 인해 탄력이 떨어진 심장 근육을 회복시키고 새로운 혈관 생성을 촉진하며 줄기세포 수를 늘렸습니다. 또한, 젊은 생쥐의 혈장은 근육 재생을 촉진시키고 후각 기억을 복원하였으며, 공간 기억을 향상시키고 신경 성장을 자극했습니다.

현재 중요한 과제로 남아 있는 것은, 이러한 효과를 불러일으키는 핵심 분자를 규명해내는 일입니다. 이를 밝혀낸다면, 후성유전적 시계의 속도를 늦출 수 있습니다. 이는 현재 제가 연구실에서 진행 중인 일이기도 합니다.

불로장생의 비밀, 텔로머레이스

불로장생의 비밀로 주목받는 또 다른 후보는 텔로머레이스입니다. 텔로머레이스는 염색체의 끝부분에 있는 텔로미어를 연장해주는 효소로, 주로 배아 단계에서 발견됩니다. 이를 활용한 치료법은 유전자 치료 전략의 일종으로, 미국 시애틀 교외에 있는 생명공학 연구소 바이오비바Bioviva의 최고경영자 엘리자베스 패리시Elizabeth Parrish가 주도하고 있습니다. 바이오비바는 2012년 스페인에서 생쥐를 대상으로 한 실험을 바탕으로 이 치료법을 개발했으며, 2015년에는 패리시가 직접 치료에 참여했습니다. 패리시는 텔로머레이스가 포함된 아데노바이러스를 투여 받고 다음과 같은 포부를 밝혔습니다.

"현재의 치료법으로는 노화로 인한 질병을 완전히 치료하는 데 한계가 있습니다. 생활 습관을 바꾸는 것만으로는 이러한 질병을 근본적으로 해결하기 어렵습니다. 생명공학 기술의 발전만이 확실한 해결책이 될 것입니다. 지금의 가설이 사실로 입증된다면 인류 역사는 새로운 전환점을 맞이하게 될 것입니다."

2015년 9월, 엘리자베스 패리시는 치료를 받기 전 텍사스의 스펙트라셀SpectraCell 연구소에서 혈액 세포 내 텔로미어의 길이를 측정했습니다. 당시 패리시의 텔로미어는 또래 일반인보다 다소 짧았고, 60대의 평균 텔로미어의 길이에 가까웠습니다. 치료 6개월 후인 2016년 3월, 같은 연구소에서 텔로미어의 길이를 다시 측정한 결과, 6.71Kb였던 텔로미어의 길이가 7.33Kb로 늘어난 것을 확인했습니다(1Kb는 DNA 염기쌍 1천 개에 해당). 이는 그녀보다 약 스무 살이 더 젊은 사람의 평균 길이에 해당합니다. 2018년에는 텔로미어의 길이가 8.12Kb까지 늘어나면서 실험은 성공적으로 끝났습니다. 당시 47세였던 패리시는 생물학적 나이를 30세로 되돌렸습니다!

이 노화 치료법의 장점을 이해하려면 먼저 텔로미어의 역할을 살펴볼 필요가 있습니다. 텔로미어는 작은 '덮개'로 염색체의 끝부분을 보호해 유전자 손상을 방지합니다. 그러나 세포 분열이 거듭될수록 복제 과정에서 발생하는 결함 때문에 텔로미어는 점점 짧아집니다. 이때 텔로머레이스는 텔로미어가 지나치게 짧아지는 것을 막아 세포가 노화 상태에 접어드는 현상을 방지해줍니다. 텔로머레이스는 배아 발달 과정에서 활발하게 작동하지만, 성체가 되면 거의 소실되거나 극소량만 남아 본래의 기능을 충분히 수행하지 못합니다.

텔로미어의 길이 변화는 세포 노화를 나타내는 9가지 생물학적 특성(이후 12가지로 확장)에 속하며, 텔로머레이스는 노화를 지연하는 역할 덕분에 '불멸의 단백질'이라고도 불립니다. 이 효소는 반세기 전까지만 해도 알려지지 않았으나, 1982년 잭 조스택Jack Szostak과 엘리자베스 블랙번Elizabeth Blackburn이 DNA 조각인 '텔로미어'를 발견하면서 관련 연구가 시작됐습니다.[49] 이어 1984년 블랙번과 캐럴 그라이더Carol Greider가 텔로미어를 유지하거나 연장하는 효소인 텔로머레이스를 발견했습니다.[50] 이 연구로 텔로미어의 기능이 명확히 밝혀지면서 세 연구자는 이 공로로 2009년에 노벨 생리의학상을 받았습니다.

모두들 유전자 공학 기술로 텔로머레이스를 활성화하면

노화 예방의 새로운 가능성이 열릴 것으로 기대했으나, 곧 한 가지 큰 문제에 직면했습니다. 여러 연구에서 텔로머레이스를 재활성하자 암세포가 증식했기 때문입니다. 그러나 2011년 하버드 대학교 연구진은 생쥐 실험에서 암 발생률을 높이지 않고 회춘 효과만 유도하는 실험을 진행했습니다.[51] 그 결과, 생쥐의 유전자를 변형해서 텔로머레이스를 억제하면 노화가 가속되지만, 이를 재활성화하면 장기 재생, 손상된 신경 회로 복구, 생식능력 회복 등 긍정적인 결과가 나타난다는 게 밝혀졌습니다. 이어 생물학자 마리아 블라스코Maria Blasco 연구팀도 텔로머레이스 발현이 생쥐의 수명은 연장하지만 암 발병률은 높이지 않는다는 점을 확인했습니다.[52]

앨리자베스 패리시는 텔로머레이스를 주기적으로 투여하되, 그 간격을 늘리는 새로운 접근법을 제안했습니다. 그녀는 텔로머레이스를 계속 활성화하면 정상 세포가 암세포로 변할 위험이 있지만, 텔로머레이스를 간헐적으로 활성화하여 텔로미어를 연장하면 그런 부담 없이 생물학적 시계를 되돌리는 효과와 함께 세포 분열 능력을 추가로 얻을 수 있다고 밝혔습니다. 이러한 방식은 암 발생 위험을 줄이면서도 텔로미어 연장을 가능하게 한다는 점에서 주목받고 있습니다.

다만 텔로머레이스 감소는 노화의 한 요인일 뿐, 이를 노화의 핵심 요인으로 보기는 어렵습니다. 텔로머레이스 활성화를 통해 노화의 한 가지 장애물을 제거할 수는 있으나, 여전히 해결해야 할 다른 문제들이 남아 있습니다. 한편, 생명공학 기업 제론Geron의 창립자 마이클 웨스트Michael West는 텔로머레이스를 재활성화하기 위해 황기 뿌리에서 활성 성분 TA65를 분리하여 정제했습니다. TA65의 효과는 세포 및 동물 실험에서 이미 입증되었으며, 노화로 손상된 다양한 기능을 개선시킨다는 게 예비 임상시험에서 확인되었습니다. 특히, TA65 주입 후 혈액 내 텔로미어의 길이가 늘어난 것이 확인되었습니다. 그러나 심혈관 질환, 제2형 당뇨병, 노인성 황반변성 같은 질환의 개선 효과가 TA65의 직접적인 결과인지는 아직 명확히 입증되지 않았습니다.

노화를 예방하는 면역 체계

노화를 지연하려면, 노화 세포를 제거해 조직의 노화 수준을 조절하는 게 필요합니다. 앞서 살펴본 것처럼, 노화는 조직 내에 축적된 노화 세포 때문에 발생합니다. 노화 세포는 유해 물질을 분비하며, 어떤 세포는 다른 세포보다 더 빨리 노화합니다. 일례로, 피부의 섬유아세포는 약 40~80회 정도 분열한 후 텔로미어가 짧아지고, 그 후에는 분열을 멈추고 노화 세포로 변합니다. 또한 스트레스가 많을 경우 세포는 본래의 분열 능력을 다 사용하기도 전에 노화 상태에 이를 수도 있습니다. 노화 세포는 '삶과 죽음의 경계'에 있는 상태로, 역설적이지만 죽음에 저항합니다. 분열을 통해 스스로를 재생하지 못하기 때문에 '죽은' 것 같지만, 대사 활동을 유지하면서 주변 환경에 다양한 물질을 분비하기 때문에 '살아 있는' 상태에 해당합니다. 이 때문에 노화 세포를 '좀비' 세포라고 부르기도 합니다. 그러나 세포의 노화가 본래 긍정적인 역할을 한다는 사실에 주목할 필요가 있습니다. 세포의 노화는 손상 세포가 증식하거나 암세포로 변하는 것을 막는 신체의 방어 작용입니다. 노화 세포는 손상 복구나 상처 치유를 유도하는 특정 물질을 분비하며, 국소 염증을 유발하는 물질을 생성해 면역 체계에게 자신을 제거하라는 신호를 보냅니다. 문제는 나이가 들수록 면역 체계가 무너진다는 점입니다. 손상된 세포를 감지하고 제거하는 체계가 약해지면서 노화 세포가 축적됩니다. 이렇게 쌓인 세포는 염증 물질과 부적절한 회복인자를 분비해 주변 조직과 장기에 유해한 영향을 미치게됩니다.

노화와 싸울 때 우리가 가진 가장 강력한 무기는 바로 면역 체계입니다. 면역 체계를 활성화하여 노화 세포를 파악하고, 그것을 파괴하는 방법이 현재 활발한 연구 중에 있습니다. 면역 체계를 활성화하는 분자에 대한 연구 중,[53] 'CAR-T 세포'를 사용하는 혁신적인 방식은 이미 임상 단계를 거쳤습니다. T 림프구(일명 '킬러 세포')는 면역 체계의 핵심으로, 적당한 방식을 통해 암세포를 찾아 제거하도록 훈련시킬 수 있습니다. 적절한 지시를 내리기만 한다면, T 림프구는 노화 세포를 근절시킬 수 있을 것입니다.

노화를 늦추는 다른 방법으로는 자가포식 활성화가 있습니다. 앞서 설명했듯이 자가포식은 우리 몸에서 '자연적으로' 발생하는 과정이며, 이 과정을 통해 손상된 세포 구성 성분이 '분해'되고 '청소'된 후에 재활용됩니다. 이 과정은 1960년대에 처음 발견되었으며, 1974년에 벨기에의 크리스티앙 드 뒤브Christian de Duve 와 2016년에 일본의 오스미 요시노리Ohsumi Yoshinori 가 이 자가포식 연구로 노벨 생리의학상을 받았습니다.

하지만 나이가 들수록 이토록 중요한 과정의 효율이 떨어집니다. 따라서 세포를 오래 건강하게 유지하려면, 자가포식을 촉진하는 표적 분자와 이를 활성화시키는 물질을 밝혀내야 합니다. 이 과정에서 핵심적인 역할을 하는 단백질이 바로 mTOR입니다. mTOR이 활성화되면 자가포식이 억제되지만, 반대로 비활성화되면 자가포식이 활발해집니다. 라파마이신은 면역을 억제하는 항생제로, 칼로리 제한 시 활성화되는 특정 경로를 모방하는 물질로 주목받고 있습니다. 연구에 따르면, 라파마이신은 다양한 생물종에서 수명을 연장하는 효과를 가져왔으며,[54] 생쥐를 대상으로 한 실험[55]에서는 인지 기능 저하,[56] 심장 기능 장애,[57] 면역 노화,[58] 암[59] 등의 노화와 관련된 증상을 늦추거나 개선시켰습니다. 그러나 안타깝게도 사람에게는 부작용이 발생할 가능성이 높았습니다. 그래서 이를 해결하기 위해 라팔로그라는 유사 물질이 등장했고, 임상에서 부작용 없이 자가포식을 활성화시키는 약리 효과가 입증돼 현재 다양한 질병 치료제로 사용되고 있습니다. 최근 연구에서는, 또 다른 라파마이신 유도체인 RAD001을 6주 동안 투여한 결과, 노년층의 면역 기능과 독감 백신 효과가 개선된 사례가 보고되었습니다.[60] 이는 생쥐를 대상으로 했을 때 나타났던 일부 노화 개선 효과가 사람에게도 동일하게 나타날 가능성을 보여줍니다.

현재 중요한 과제로 떠오른 것은, 기존 약물을 새롭게 활용해서 노화를 억제하는 연구입니다. 이러한 흐름 속에서 우리 연구팀은, 노화 세포가 분비한 유해 인자를 억제하는 물질 개발에 집중하고 있습니다.

개인적으로, 노화 연구에서 후성유전적 재프로그래밍과 더불어 가장 유망한 접근법은, 노화 세포가 분비하는 유해 인자를 제거하거나 세포 자살을 유도하는 분자를 개발하는 것이라고 생각합니다. 앞서 언급한 세놀리틱스가 이러한 전략을 대표하는 물질입니다. 이 분야는 메이요 클리닉Mayo Clinic의 연구원인 얀 판 되르선Jan van Deursen과 대런 베이커Darren Baker, 제임스 커클랜드James Kirkland가 개척했습니다. 메이요 클리닉은 단순한 병원이 아니라, 병원과 연구소가 결합된 비영리 단체로 약 6만 명의 직원이 이곳에서 근무하고 있습니다. 2021년에는 미국 주간지《뉴스위크Newsweek》가 선정한 세계 최고의 병원으로 뽑히기도 했습니다. 그리고 이들 세 명의 연구원은 2011년과 2016년에 두 개의 논문을《네이처Nature》에 발표했습니다. 실험용 생쥐의 노화 세포를 제거함으로써 수명 연장의 가능성을 보여주는 논문이었습니다.

노화 세포는 스스로 분열하거나 세포 자살을 실행하지 못합니다. 그런데 면역 체계가 나빠지면 우리 몸은 노화 세포를 제대로 인식하지 못하고, 제거하지도 못하게 됩니다. 이에 따라 노화 세포는 조직에 축적되고, 그러면서 주변 세포에 독성을 미치는 분자를 방출해 전체 조직이 점점 나빠지는 악순환이 일어납니다. 얀 판 되르선의 연구팀은 동물 실험을 통해 노화 세포가 죽상동맥경화증 같은 질환을 유발하는 과정을 밝혀냈습니다. 죽상동맥경화증은 심근경색이나 뇌졸중을 일으키는 동맥 협착 현상으로, 이는 노화 세포의 축적과 밀접한 관련이 있습니다.

메이요 클리닉 연구팀은 《네이처》에 발표한 논문들을 통해, 유전자 조작 기술로 노화 세포의 '자살'을 인위적으로 유도할 수 있다고 보고했습니다. 연구를 주도한 베이커, 판 되르선, 커클랜드와 연구팀은 '자살' 유전자를 삽입한 유전자 변형 생쥐를 만들었습니다. 이 유전자는 특정한 노화 인자를 발현하는 세포 내에서만 활성화되게 조작되었으며, 이를 통해 노화 세포를 선택적으로 제거할 수 있었습니다. 연구팀은 이 방식으로 노화 세포를 제거했을 때 생쥐에게 어떤 변화가 나타나는지 관찰했습니다. 결과는 매우 긍정적이었습니다. 6개월 동안 관찰한 결과, 노화 세포를 제거한 생쥐는 그렇지 않은 대조군보다 훨씬 건강한 상태를 보였습니다. 지방과 근육, 신장 조직에서 염증이 줄고, 신장 기능이 개선되었으며, 스트레스를 잘 견딜 수 있도록 심장 역시 강해졌습니다. 또한, 실험용 우리를 더 활발히 탐험하는 등 활동력이 증가했으며 암 발생 시점도 미뤄졌습니다. 무엇보다 노화 세포를 제거한 생쥐는 건강 수명이 20~30% 연장되었습니다.

현재 이 세놀리틱스 치료법을 인간에게 적용하는 연구가 활발히 진행되고 있습니다. 연구진은 실험용 생쥐에게서 나타난 긍정적인 결과를 인간에게서도 재현하고자, 유전자 변형 없이 노화 세포를 선택적으로 제거할 수 있는 약물을 개발하고 있습니다. 이러한 연구는 노화와 관련된 질환을 지연시키고 치료하여 건강 수명을 최대한 연장하는 것을 최종 목표로 합니다. 세놀리틱스 약물 개발 경쟁에서 메이요 클리닉 연구팀은 선두를 달리고 있습니다. 특히 관절염과 폐섬유증 치료를 목표로 임상시험을 진행 중입니다.[61] 그리고 2019년에, 연구팀은 소규모 임상시험을 통해 특정 약물이 인간의 노화 세포를 제거할 수 있다는 사실을 입증했습니다. 참가자 9명에게 '항암제인 다사티닙'과 '딸기와 블랙베리에 풍부하게 함유되어 있는 폴리페놀 퀘르세틴'을 3일 동안 병용 투여하고, 2주 후 혈액 검사와 피부 및 지방 조직 검사를 시행했더니 노화 세포의 수가 유의미하게 감소된 게 확인됐습니다. 이 실험은 세놀리틱스 약물 조합이 인간의 노화 세포를 효과적으로 줄일 수 있다는 사실을 보여줍니다. 퀘르세틴을 단독으로 사용한 경우에는 효과가 미미하거나 없었지만, 다사티닙과 함께 투여하자 유의미한 결과가 나타났습니다.

또 다른 항암제인 나비토클락스Navitoclax도 세놀리틱스 약물로 활용됩니다. 연구진은 노화 세포 표적 치료제로 기존 약물을 재활용하는 방안을 모색하고 있으며, 동시에 특허 받지 않은 천연 세놀리틱스 분자를 찾기 위한 연구도 진행 중에 있습니다. 현재까지 퀘르세틴 외에도 자연에서 유래한 세놀리틱스 물질 몇 가지가 확인되었습니다. 후추에 풍부한 파이퍼롱귀민Piperlongumine과 아카시아를 비롯한 다양한 식물에 들어 있는 피세틴이 여기에 속합니다. 폴리페놀은 항산화 및 항염증 효과가 있으며, 신경퇴행성 질환과 당뇨병, 심혈관 질환 예방에 기여합니다. 특히 피세틴은 알츠하이머병 치료에 유의미한 결과를 보였으며, 2018년 생쥐를 대상으로 한 연구에서도 효과적인 세놀리틱스 물질로 입증되었습니다.[62] 현재 이 물질이 인간의 노화 개선에 어떠한 영향을 미치는지 확인하기 위한 임상시험이 진행 중에 있습니다.

노화 손상을 줄이는 법

노화로 인한 손상을 줄이는 방법이 또 하나 있습니다. 세포는 손상을 복구하는 과정을 반복하면서 시간이 지남에 따라 본래의 기능을 점차 상실하게 됩니다. 이때, 후성유전체를 원래 상태로 재프로그래밍하면 세포와 장기의 기능을 회복할 수 있습니다. 이미 우리는, 현대 기술을 통해 유도만능줄기세포를 이용하여 노화를 되돌리는 데 성공한 적이 있습니다. 이제는 세포의 정체성을 완전히 지우지 않고도 노화 세포를 재프로그래밍할 수 있는 단계에 이르렀습니다. 즉, 세포의 정체성을 유지하면서도 후성유전체를 젊게 만들어 세포의 시계를 되돌리는 것이 가능해진 것입니다.

후성유전적 재프로그래밍은 세포를 놀랍도록 젊게 만들어 줍니다. 최근 연구를 통해, 이러한 재프로그래밍을 생체 전체에 적용할 수 있다는 게 밝혀졌습니다. 실험용 생쥐의 세포 전체를 재프로그래밍하여 '세포와 조직의 회춘' 효과를 확인했을 뿐만 아니라, 놀랍게도 생쥐가 살아 있는 동안 재프로그래밍의 효과가 지속된다는 것을 발견했습니다. 인간으로 치면 청소년기에 받은 재프로그래밍의 효과가 80세까지 이어진 셈입니다. 재프로그래밍으로 생쥐의 수명은 15% 증가했으며, 조직 손상이 가속되는 생애 말기에도 노화 관련 질환의 발병률이 현저히 적었습니다.[63] 생애 전반에 걸쳐 생리적 기능이 향상되었다는 것도 주목할만합니다. 재프로그래밍을 받은 생쥐는 원활한 신진대사와 근육량, 체중을 평생 유지했습니다. 이를 인간에 비유하면, 80세에도 건강한 몸으로 자유롭게 활동할 수 있었다는 뜻입니다. 이러한 긍정적 효과는 신체 전반에서 나타났습니다. 피부는 더욱 젊어지고, 나이가 들수록 발생 위험이 높아지는 폐 섬유증, 신장 섬유증, 관절염, 골다공증과 같은 질병도 나타나지 않았습니다.

또한, 재프로그래밍의 기간과 강도를 조절하여 생쥐의 건강 수명을 30% 이상 늘리는 데 성공했는데, 이는 세놀리틱스 약물을 투여했을 때와 비슷한 수준입니다. 물론 30%

의 수명 연장 효과가 있는 두 방법을 단순히 결합한다고 해서, 수명이 60% 수준으로 늘어나지는 않을 것입니다. 하지만 노화의 두 가지 핵심 과정인 노화 세포의 축적과 후성유전적 탈프로그래밍을 동시에 표적으로 삼는다면, 더욱 혁신적인 결과를 얻을 수 있을 것이라 생각합니다. 다만 이처럼 유망한 전략이 누구나 이용할 수 있는 치료법이 되기 위해서는 철저한 임상시험과 검증 과정을 거쳐야 합니다.

노화는 치료할 수 있는 질병이다!

우리는 노화를 치료할 수 있을까요? 많은 연구자들과 마찬가지로 저 역시 반드시 그날이 올 거라고 확신합니다. 죽음을 완전히 피하기는 어렵겠지만, 노화로 인한 질병은 언젠가는 모두 예방할 수 있게 될 것입니다. 노화 관련 질환을 예방하기 위한 다양한 방법이 이미 실행되고 있는 만큼, 앞으로는 젊음을 더 오래 유지할 수 있을 거라 생각합니다. 전작 『노화 치료』에서도 언급했듯이, 노화의 시작을 늦추고 노년기 질병을 없앨 수 있다고 해도 우리가 쌓아온 삶의 경험은 여전히 소중한 자산으로 남아 있을 것입니다. 물론 "모든 사람이 백세까지 사는 게 과연 사회적으로 바람직할까?"라는 의문이 들 수도 있습니다. 이에 대해 제 친구

이자 철학자인 뤽 페리Luc Ferry는 이렇게 답했습니다.

"우리의 목표는 죽음을 피하고 세상을 노인으로 가득 채우는 게 아니라, 노화가 가져오는 부정적인 영향을 멈추는 것이다. 나는 무한한 완전성을 추구하는 사람으로서 인지적, 신체적 능력이 무너지고, 배우고 성장하며 나누는 것이 불가능해지는 상태를 그저 묵묵히 받아들이기가 어렵다."[1]

이를 실현하기 위해서는 노화를 바라보는 의료계의 관점을 바꿔야 합니다. 질병이 발생한 후에야 치료하는 방식은 이제 적절하지 않습니다. 노인의학 2.0을 도입하여 정기 건강검진에 생물학적 나이를 측정하는 과정을 포함시켜야 합니다. 우리는 지금까지의 연구를 통해 생물학적 시계의 속도를 측정하고 조절하는 방법을 발견했습니다. 장수에 효과적인 여러 물질에 대한 연구는 현재에도 활발히 진행되고 있습니다. 당뇨병 치료제인 메트포르민과 이식 거부 반응을 억제하고 세포 내 자가포식을 촉진시키는 라파마이신 유도체가 그 대표적인 결과물입니다. 여기에 노화 세포를 제거하는 세놀리틱스 물질과 노화된 줄기세포를 재프로그래밍하는 기술까지 등장하면서, 우리는 점차 '건강하게 오래 사는 삶'에 가까워지고 있습니다.

특히 저는, 세포 노화와 후성유전적 탈프로그래밍 과정에 주목하고 있으며, 이를 위한 연구에 전념하고자 장수 연구소를 설립하려고 계획하고 있습니다. 장수 의학은 검사, 예방, 치료라는 세 가지 접근을 기반으로 하는데, 이는 다른 질병을 다루는 방식과 유사합니다. 즉, 생물학적 나이를 측정해 노화 관련 질환의 조기 발병 위험률을 파악하고, 노화를 하나의 질병으로 보면서 그 영향력을 예측하고, 앞서 언급한 전략으로 노화를 늦추고 축적된 노화 세포를 제거합니다.

노화를 전반적으로 관리하는 데 필요한 실험적 근거는 충분하며, 이는 제 실험실에서도 입증되었습니다. 생물학적 나이는 후성유전적 시계, 텔로미어 길이, 순환 단백질 인자의 변화 등을 통해 측정할 수 있습니다. 약물의 작용 기전은 실험용 생쥐를 통해서 확인됐습니다. 일례로, 세놀리틱스 물질로 노화 세포를 제거하자, 조직의 노화가 개선되고 실험체의 건강 수명이 30% 늘어났습니다. 또한 세포와 동물에서 노화 세포를 후성유전적으로 재프로그래밍하자 조직과 기관의 노화가 늦춰졌고, 건강 수명은 최대 30%까지 늘어났습니다. 특히 이러한 재프로그래밍을 생애 초기에 시행했을 때 그 효과는 매우 놀라웠습니다.

현재는 후성유전적 재프로그래밍에 '메신저 RNA(일명 mRNA)'를 활용하는 전략을 연구 중입니다. 코로나19 백신을 통해 mRNA가 정보 전달에 뛰어난 매개체라는 것이 입증되었습니다. 지질 나노입자를 통해 mRNA를 세포에 전달하면 특정 단백질이 발현되는데, 이 기술을 항노화 분야에도 충분히 적용할 수 있을 것으로 확신합니다.

노화와 관련된 질환은 여전히 중요한 연구 과제입니다. 많은 사람들이 이러한 질환으로 고통 받고 있어 치료가 시급한 상황이기 때문입니다. 하지만 또 다른 비상사태가 다가오고 있습니다. 바로 인구의 고령화입니다. 2050년이 되면 유럽 인구의 30% 이상이 65세를 넘을 것으로 예상됩니다.

2005년, 프랑스 국립보건의학연구소에 '노화 연구 전담 연구소' 설립을 제안했을 당시, 저는 이미 노화 세포의 재프로그래밍과 노화 지연이라는 목표를 품고 있었습니다.

그 후, 전 세계적으로 이루어진 다양한 연구와 제 연구실에서 진행된 실험들은 저의 초기 가설을 더욱 굳건하게 뒷받침해주었습니다. 그리고 세포 노화와 '탈프로그래밍된' 노화 세포의 축적이 노화와 관련된 질환을 일으킨다는 사실이 밝혀지면서, 핵심 전략은 두 가지로 좁혀졌습니다. 첫째, 노화 세포가 조직에 미치는 부정적 영향을 제거할 수 있는 물질을 개발하는 것입니다. 즉, 축적된 노화 세포가 분비하는 유해 물질을 억제하거나, 면역 체계를 자극해 노화 세포를 제거하거나, 세포 자살 기전을 복구해 세포가 스스로 파괴되도록 돕는 물질을 세상에 내놓는 것입니다. 둘째는, 노화 세포를 '재프로그래밍' 하여 면역 체계를 최적화하는 것입니다. 제 연구는 주로 이 두 번째 전략에 초점을 맞추고 있습니다.

하지만 여전히 해결해야 할 경제적, 윤리적, 심리적 장벽이 존재합니다.

가장 큰 제약 요소는 연구 자금입니다. 생물학적 발견이 건강에 실질적인 영향을 미치기까지는 시간이 걸립니다. 연구뿐 아니라 환자의 안전을 보장하는 임상시험을 설계하고 진행하는 데에도 시간이 필요합니다. 하지만 이 시간은 충분한 자금을 지원함으로써 단축시킬 수 있습니다. 대규모 투자가 이루어진다면 예상보다 훨씬 빨리 유의미한 결과를 얻을 수 있습니다.

일례로, 미국 정부가 화이자에 70억 달러를 지원한 덕분에 코로나19 백신은 단 1년 만에 개발되었습니다! 이는 과학 역사에도 길이 남을 기록입니다. 과학에 한계가 없듯이, 건강한 장수를 위한 재정 지원에도 한계가 없어야 합니다. 지원이 많을수록 결과를 얻는 데 걸리는 시간은 줄어들 것입니다. 이를 이미 간파한 아마존 최고경영자 제프 베이조스는 2022년에 세포 재프로그래밍 연구를 위한 '알토스랩Altos Lab' 프로젝트에 30억 달러를 투자하기로 했으며, 같은 시기에 사우디아라비아는 노화 퇴치를 목표로 한 헤볼루션 재단Hevolution Foundation을 설립하고, 매년 10억 달러를 지원하겠다고 발표했습니다.

두 번째 장애물은 윤리적 문제입니다. 새로운 치료법을 개발하고 도입하는 과정에서, 해당 치료법이 개인과 사회에 미칠 영향과 이것을 누구나 이용할 수 있을지에 대한 의문은 당연히 제기될 수밖에 없습니다. 그러나 작동 원리나 접근 방식을 탐구하는 초기 단계에서부터 지나치게 윤리적인 부분을 검토하는 것은 연구 진행을 지연시킬 수 있습니다. 과학은 계속 발전해야 하며, 실험실에서의 발견을 실제로 어떻게 활용할지는 정치인과 시민이 결정할 문제입니다. 노화 치료가 장수로 이어질 가능성은 높지만, 그보다 더 중요한 목표는 아프지 않고 건강하게 나이 드는 것입니다. 이는 모두가 찬성할 만한 목표이지만, 이러한 치료법이 모든 사람에게 공평하게 제공되어야 한다는 전제가 깔려 있습니다.

세 번째 장애물은 노화에 대한 편견입니다. 노화를 세포의 병리 현상으로 보는 관점은 아직 일반화되지 않았습니다. '노화를 피할 수 없다'라고 여기면, 이를 치료하기 위한 연구와 임상시험 투자에도 의문이 생길 수밖에 없습니다. 이러한 시각 때문에 의학계는 여전히 특정 노화 관련 질병에만 집중하고 있으며, 노화 자체를 이러한 질병의 근본 원인으로 보고 접근하는 데 한계를 보입니다. 물론 노화로 고통 받는 사람들을 위한 즉각적인 치료는 중요합니다. 그러나 이러한 치료에만 집중한 나머지, 더 포괄적인 노화 예방 전략을 미뤄서는 안 됩니다.

아마 다들 비슷한 의문을 품고 있을지도 모릅니다. 건강한 상태에서 왜 미리 노화 예방 치료를 하며 위험을 감수 해야 하는지 말입니다. 특히 노화를 피할 수 없는 자연스러 운 과정이라고 믿는다면 더욱 그러할 것입니다. 하지만 암 의 조기 발견이 중요한 것처럼, 노화의 경우에도 마찬가지 입니다. 문제가 심각해지기 전에 발견하고 대처하는 것이 중요합니다. 노화의 경우, 아무 이상 없이 건강하다고 느껴 도 신체 나이는 실제 나이보다 더 많을 수 있습니다. 알츠 하이머병을 연구하는 노인의학 전문의들도 예방의 중요성 에 대해 이와 비슷한 생각을 가지고 있습니다. 임상 증상이 나타나기 10~15년 전부터, 고해상도 영상을 통해 아밀로 이드 침착물이나 인산화 된 타우 단백질을 확인하면 알츠 하이머병의 발현을 예방할 수 있기 때문입니다. 이처럼 증 상이 아직 나타나지 않았어도, 앞으로 발병할 수 있는 질병 의 진행을 약물로 늦출 수 있다면 치료를 시작하는 게 바 람직하지 않을까요?

예방이란 필요 없을지도 모르는 일을 과감히 실행하는 것입니다. 당연히 비용이 들지만, 수십 년 후 질병이 발생했 을 때 들어갈 막대한 비용에 비하면 상대적으로 적습니다.

이미 우리는 일상에서 질병 예방을 위한 여러 방법을 실천하고 있습니다. 운동을 즐기고 식습관을 개선하고 스트레스를 줄이는 명상법을 실천하고 있습니다. 이러한 방법들은 널리 알려져 있으며 과학적으로도 그 효과가 입증되었습니다. 그러나 노화에 대한 예방 논의는 거의 이루어지지 않고 있는 게 현실입니다. 이는 노화를 질병으로 보지 않기 때문입니다.

이 책을 통해 여러분이 노화를 치료 가능한 과정으로 받아들일 수 있게 되길 바랍니다. 생물학적 나이를 조절할 수 있는 다양한 방법이 이미 개발되었고, 앞으로도 연구를 통해 혁신적인 기술이 계속 등장할 것입니다. 이제 우리는 선택의 기로에 서 있습니다. 이는 개인의 선택을 넘어 사회 전체가 함께 결정해야 할 문제입니다.

인구 고령화로 인한 노화 관련 질병은 계속 증가하고 있습니다. 이러한 상황에서 고령층으로 인한 지역 사회의 과도한 비용 부담을 피하려면, 역설적이게도 더 많은 사회적 투자를 지원해 더 많은 사람이 건강하게 오래 살 수 있도록 해야 합니다. 문제는 나이가 아닌 노화입니다. 사람은 단순히 나이를 먹어서 죽는 게 아니라, 노화와 그로 인한 결과물 때문에 죽게 되는 것입니다. 더 이상 시간을 낭비할 수 없습니다. 지금이야말로 노화가 절망의 대상이 되지 않도록 주어진 기회를 활용해 모두가 힘을 모아야 할 때입니다.

● 감사의 말

이 책을 쓰도록 격려하고 지원해 준 올리비아 레카센에게 깊이 감사드립니다. 또한 출판의 영광을 안겨준 기욤 알라리에게도 감사의 마음을 전합니다. 특히, 과거와 현재의 연구실 동료 모두에게 감사드립니다. 함께 연구한 덕분에 긴 여정을 걸어올 수 있었습니다.

저의 사랑이자 매일의 기쁨인 아내 파비엔과 자녀 모린, 알렉상드르, 마티외 그리고 손자 에탄과 마테오에게도 진심으로 고마운 마음을 전합니다. 더불어 가족과 친척 모두에게 감사드리며 각자의 방식으로, 생체 시계의 바늘을 되돌리고자 하는 열망을 이루는 데 함께해 준 모든 이들에게 더없는 감사를 전합니다.

우리는 파도가 오는 것을 막을 수는 없지만,
파도를 타는 법은 배울 수 있습니다.

존 카바트 진 Jon Kabat-Zinn

● 참고문헌

서문

1. Aurélie Jacques, « Le maître du temps », *Le Point*, 15 décembre 2011.

1부 실제 나이와 신체 나이

1. Chopik, W. J., Bremner, R. H., Johnson, D. J. & Giasson, H. L, "Age Differences in Age Perceptions and Developmental Transitions", *Front Psychol*, vol. 9, p. 67, 2018.
2. Magazine Enquête de santé : Centenaires, les secrets de la longévité présentée par Marina Carrère d'Encausse
3. Wettstein, M. et al., "Younger Than Ever? Subjective Age Is Becoming Younger and Remains More Stable in Middle-Age and Older Adults Today", *Psychological Science*, n°34, p. 647-656, 2023.
4. Chang, A. Y., Skirbekk, V. F., Tyrovolas, S., Kassebaum, N. J. & Dieleman, J. L., "Measuring population ageing: an analysis of the Global Burden of Disease Study 2017, *The Lancet Public Health*, vol. 4, p. 159-167, 2019.
5. Williams, G. C., "Pleiotropy, Natural Selection, and the Evolution of Senescence", *Evolution*, vol. 11, p. 398-411, 1957.
    Williams, P. D. & Day, T., "Antagonistic pleiotropy, mortal ity source interactions, and the evolutionary theory of senescence", *Evolution*, vol. 57, p. 1478-1488, 2003.
6. de Magalhães, J. P., "The longevity bottleneck hypothesis: Could dinosaurs have shaped ageing in present-day mammals?", *BioEssays*, 2023.
7. van den Berg, N., Beekman, M., Smith, K. R., Janssens, A. & Slagboom, P. E., "Historical demography and longevity genetics: Back to the future", *Ageing Res Rev*, vol. 38, p. 28-

39, 2017.

8.   McGue, M., Vaupel, J. W., Holm, N. & Harvald, B., "Longevity is moderately heritable in a sample of Danish twins born 1870-1880", *J Gerontol*, vol. 48, B237-244, 1993.
     Herskind, A. M. et al., «The heritability of human longevity: a population-based study of 2872 Danish twin pairs born 1870-1900", *Hum Genet*, vol. 97, p. 319-323, 1996.
     Ljungquist, B., Berg, S., Lanke, J., McClearn, G. E. & Pedersen, N. L., "The Effect of Genetic Factors for Longevity: A Comparison of Identical and Fraternal Twins in the Swedish Twin Registry", *The Journals of Gerontology: Series A*, vol. 53A, M441-M446, 1998.

9.   Hjelmborg, J. v. et al., "Genetic influence on human lifespan and longevity", *Human Genetics*, vol. 119, p. 312-321, 2006.

10. Gögele, M. et al., "Heritability Analysis of Life Span in a Semi-isolated Population Followed Across Four Centuries Reveals the Presence of Pleiotropy Between Life Span and Reproduction", *The Journals of Gerontology: Series A*, vol. 66A, p. 26-37, 2010.
     Young, A. I. et al., "Relatedness disequilibrium regression estimates heritability without environmental bias", *Nat Genet*, vol. 50, p. 1304-1310, 2018.
     Kaplanis, J. et al., "Quantitative analysis of population-scale family trees with millions of relatives", *Science*, vol. 360, p. 171-175, 2018.

11. Ruby, J. G. et al., "Estimates of the Heritability of Human Longevity Are Substantially Inflated due to Assortative Mating", *Genetics*, vol. 210, p. 1109-1124, 2018.

12. Si vous êtes curieux, vous trouverez plus de précisions dans mon livre précédent *Guérir la vieillesse*, Humensciences, 2022.

13. López-Otín, C., Blasco, M. A., Partridge, L., Serrano, M. & Kroemer, G., "The hallmarks of aging", *Cell*, vol. 153, p. 1194-1217, 2013.
     López-Otín, C., et al., "Hallmarks of aging: An expanding universe", *Cell*, vol. 186, p. 243-278, 2023.

14. Hayflick, L. & Moorhead, P. S., "The serial cultivation of human diploid cell strains", *Experimental Cell Research*, vol. 25, p. 585-621, 1961.

15. Harley, C. B., Futcher, A. B. & Greider, C. W., "Telomeres shorten during ageing of human fibroblasts", *Nature*, vol. 345, p. 458-460, 1990.

16. Jaskelioff, M. et al., "Telomerase reactivation reverses tissue degeneration in aged telomerase-deficient mice", *Nature*, vol. 469, p. 102-106, 2011.
     Bernardes de Jesus, B. et al., "Telomerase gene therapy in adult and old mice delays aging and increases longevity without increasing cancer", *EMBO Mol Med*, vol. 4, p. 691-704, 2012.

17. Dimri, G. P. et al., "A biomarker that identifies senescent human cells in culture and in aging skin in vivo", *PNAS*, vol. 92, p. 9363-9367, 1995.

18. Houtepen, L. C. et al., "Genome-wide DNA methylation levels and altered cortisol stress reactivity following childhood trauma in humans", *Nature Communications* 7, 10967, 2016.

Romens, S. E., McDonald, J., Svaren, J., Pollak, S. D., "Associations between early life stress and gene methylation in children", Child Dev, vol. 86, p. 303-309, 2015.

19. Garrett-Bakelman, F. E. et al., "The NASA Twins Study: A multidimensional analysis of a year-long human spaceflight", *Science*, vol. 364, 2019.

20. Film dystopique de Christopher Nolan. Un groupe d'explorateurs utilise une faille découverte dans l'espacetemps afin de partir à la conquête des distances astronomiques dans un voyage interstellaire. À son retour sur Terre, l'un des explorateurs, qui n'a quasiment pas vieilli, a juste le temps de voir sa fille avant sa mort.

21. Afshinnekoo, E. et al., "Fundamental Biological Features of Spaceflight: Advancing the Field to Enable Deep-Space Exploration", *Cell*, vol. 183, p. 1162-1184, 2020.

22. Takahashi, K. et al., "Induction of pluripotent stem cells from adult human fibroblasts by defined factors", *Cell*, vol. 131, p. 861-872, 2007.

23. Lapasset, L. et al., "Rejuvenating senescent and centenarian human cells by reprogramming through the pluripotent state", *Genes & development*, vol. 25, p. 2248-2253, 2011.

24. Alle, Q. et al., "A single short reprogramming early in life initiates and propagates an epigenetically related mechanism improving fitness and promoting an increased healthy lifespan", *Aging Cell*, vol. 21, e13714, 2022.

25. Milhavet, O. & Lemaitre, J. M., "Single short reprogramming early in life increases healthspan", *Aging (Albany NY)*, vol. 14, p. 9779-9781, 2022.

26. Belsky, D. W. et al., "Quantification of biological aging in young adults", *Proceedings of the National Academy of Sciences*, vol. 112, E4104-E4110, 2015.

27. Idem.

28. Oh, H. S.-H. et al., "Organ aging signatures in the plasma proteome track health and disease", *Nature*, vol. 624, p. 164-172, 2023.

29. Horvath, S., "DNA methylation age of human tissues and cell types", *Genome Biol*, vol. 14, R115, 2013.

30. Hannum, G. et al., "Genome-wide methylation profiles reveal quantitative views of human aging rates", *Mol Cell*, vol. 49, p. 359-367, 2013.

31. Levine, M. E. et al., "An epigenetic biomarker of aging for lifespan and healthspan", *Aging (Albany NY)*, vol. 10, p. 573-591, 2018.

32. Lu, A. T. et al., "DNA methylation GrimAge strongly predicts lifespan and healthspan", *Aging (Albany NY)*, vol. 11, p. 303-327, 2019.

33. McGreevy, K. M. et al., "DNAmFitAge: biological age indicator incorporating physical fitness", *Aging (Albany NY)*, vol. 15, p. 3904-3938, 2023.

2부 '오래 산다는 것'의 새로운 의미

1. Toutes les données démographiques sont de l'Insee.

2. Gompertz, B., "On the nature of the function expressive of the law of human mortality, and on a new mode of determining the value of life contingencies", *Philosophical Transactions of the Royal Society of London*, vol. 115, p. 513-583,1825.

3. Finch, C. E. & Pike, M. C., "Maximum life span predictions from the Gompertz mortality model", *J Gerontol A Biol Sci Med Sci*, vol. 51, B183-194, 1996.

4. Dong, X., Milholland, B. & Vijg, J., "Evidence for a limit to human lifespan", *Nature*, vol. 538, p. 257-259, 2016.

5. Barbi, E., Lagona, F., Marsili, M., Vaupel, J. W. & Wachter, K. W., "The plateau of human mortality: Demography of longevity pioneers", *Science*, vol. 360, p. 1459-1461, 2018.

6. Medford, A. & Vaupel, J. W., "Human lifespan records are not remarkable but their durations are", *PLoS One*, vol. 14, e0212345, 2019.

7. Zak, N., "Evidence That Jeanne Calment Died in 1934-Not 1997", *Rejuvenation Res*, vol. 22, p. 3-12, 2019.

8. Robine, J.-M., "Ageing populations: We are living longer lives, but are we healthier", *United Nations* 2, 2021.

3부 노화의 속도를 늦춘 사람들의 비밀

1. Leaf, A., "Every day is a gift when you are over 100", *National Geographic*, vol. 143, p. 93-118, 1973.

2. Mazess, R. B. & Forman, S. H., "Longevity and age exaggera-tion in Vilcabamba, Ecuador", *Journal of Gerontology*, vol. 34, p. 94-98, 1979.

3. Leaf, A., "Statement regarding the purported longevous peoples of Vilcabamba", *Controversial issues in gerontology*, p. 25-26, 1981.

4. Robine, J.-M., Poppel, F., Cnj, R. & Jw, V., "An unprecedented increase in the number of centenarians", *Genus*, vol. 61, n° 1, p. 57-82, 2005.
    Jeune, B. & Vaupel, J. W., *"Validation of Exceptional Longevity"*, *Odense University Press*, 1999.
    Poulain, M., "On the age validation of supercentenarians", *in Supercentenarians, Springer, Berlin, Heidelberg*, p. 3-30, 2010.
    Wunsch, G. H. Maier, J. Gampe, J. W. Vaupel and J.-M. Robine (eds.), "Supercentenarians. Demographic Research Monographs", *European Journal of Population*, vol. 27, p. 517-518, 2011.

5. Poulain, M., Pes, G. & Salaris, L., "A Population Where Men Live As Long As Women: Villagrande Strisaili, Sardinia", *Journal of Aging Research*, 153756, 2011.

6. Herm, A., Cheung, S. & Poulain, M., "Emergence of oldest old and centenarians: demographic analysis", *Asian J. Gerontol. Geriatr*, vol. 7, p. 19-25, 2012.

7. Poulain, M. et al., "The validation of exceptional male longevity in Sardinia", *Human*

Longevity, Individual Life Duration, and the Growth of the Oldest-Old Population, p. 147-166, 2007.

8. Buettner, D. & Skemp, S., "Blue Zones: Lessons From the World's Longest Lived", Am J Lifestyle Med, vol. 10, p. 318-321, 2016.

9. Poulain, M. et al., "Specific features of the oldest old from the Longevity Blue Zones in Ikaria and Sardinia", *Mechanisms of Ageing and Development*, vol. 198, 111543, 2021.

10. Huang, Y. & Mark Jacquez, G., "Identification of a Blue Zone in a Typical Chinese Longevity Region", *Int J Environ Res Public Health*, vol. 14, 2017.
    Legrand, R., Manckoundia, P., Nuemi, G. & Poulain, M., "Assessment of the Health Status of the Oldest Olds Living on the Greek Island of Ikaria: A Population Based-Study in a Blue Zone", *Curr Gerontol Geriatr Res*, 8194310, 2019.

11. Buettner, D. & Skemp, S. "Blue Zones: Lessons From the World's Longest Lived", ibid.
    Doolittle, B. R., "The Blue Zones as a Model for Physician Well-Being", *Am J Med*, vol. 133, p. 653-654, 2020.
    Yáñez-Yáñez, R. & Mc Ardle Draguicevic, N., "Blue zones: population longevity, a longing of society", *Rev Med Chil*, vol. 149, p. 154-155, 2021.

12. GBD, "Global, regional, and national comparative risk assessment of 84 behavioural, environmental and occupational, and metabolic risks or clusters of risks for 195 countries and territories, 1990–2017: a systematic analysis for the Global Burden of Disease Study 2017", *The Lancet*, vol. 392, p. 1923-1934, 2018.

13. Guasch-Ferré, M. & Willett, W. C., " The Mediterranean diet and health: a comprehensive overview", *J Intern Med*, vol. 290, p. 549-566, 2021.

14. Salas-Salvadó, J. et al., "Protective Effects of the Mediterranean Diet on Type 2 Diabetes and Metabolic Syndrome", *J Nutr*, vol. 146, 920s-927s, 2015.

15. Tuttolomondo, A. et al., "Metabolic and Vascular Effect of the Mediterranean Diet", *Int J Mol Sci*, vol. 20, 2019.

16. Griffiths, A. et al., "The Mediterranean dietary pattern for optimising health and performance in competitive athletes: a narrative review", *Br J Nutr*, p. 1-14, 2021.

17. McCay, C. M., Crowell, M. F. & Maynard, L. A. "The effect of retarded growth upon the length of life span and upon the ultimate body size", *Nutrition*, vol. 5, p. 155-171, 1935.

18. McCay, C. M., Maynard, L. A., Sperling, G. & Barnes, L. L., "Retarded growth, life span, ultimate body size and age changes in the albino rat after feeding diets restricted in calories", *Nutrition Review*, vol. 33, p. 241-243, 1975.

19. Weindruch, R., Walford, R. L., Fligiel, S. & Guthrie, D., "The retardation of aging in mice by dietary restriction: longevity, cancer, immunity and lifetime energy intake", *The Journal of Nutrition*, vol. 166, p. 641-654, 1986.

20. Efeyan, A., Comb, W. C. & Sabatini, D. M., "Nutrient-sen-sing mechanisms and pathways", *Nature*, vol. 517, p. 302-310, 2015.

21. Liao, C.-Y., Rikke, B. A., Johnson, T. E., Diaz, V. & Nelson, J. F., "Genetic variation in the

258

murine lifespan response to dietary restriction: from life extension to life shortening", *Aging cell*, vol. 9, p. 92-95, 2010.

22. Mattison, J. A. et al., "Impact of caloric restriction on health and survival in rhesus monkeys from the NIA study", *Nature*, vol. 489, p. 318-321, 2012.

23. Brandhorst, S. et al., "A Periodic Diet that Mimics Fasting Promotes Multi-System Regeneration, Enhanced Cognitive Performance, and Healthspan", *Cell Metabolism*, vol. 22, p. 86-99, 2015.

24. Colman, R. J. et al., "Caloric restriction delays disease onset and mortality in rhesus monkeys", *Science*, vol. 325, p. 201-204, 2009.
    Colman, R. J. et al., "Caloric restriction reduces age-related and all-cause mortality in rhesus monkeys, *Nature Communications*, vol. 5, 3557, 2014.
    Mattison, J. A. et al., "Caloric restriction improves health and survival of rhesus monkeys", *Nature Communications*, vol. 8, 14063, 2017.

25. Pifferi, F. et al., "Caloric restriction increases lifespan but affects brain integrity in grey mouse lemur primates", *Communications Biology*, vol. 1, p. 30, 2018.
    Pifferi, F. et al., "Promoting healthspan and lifespan with caloric restriction in primates", *Communications Biology*, vol. 2, p. 107, 2019.

26. Levine, M. E. et al., "Low protein intake is associated with a major reduction in IGF-1, cancer, and overall mortality in the 65 and younger but not older population", *Cell Metab*, vol. 19, p. 407-417, 2014.

27. Martin, C. K. et al., "Effect of Calorie Restriction on Mood, Quality of Life, Sleep, and Sexual Function in Healthy Nonobese Adults: The CALERIE 2 Randomized Clinical Trial", *JAMA Intern Med*, vol. 176, p. 743-752, 2016.

28. Redman, L. M. et al., "Metabolic and behavioral compensations in response to caloric restriction: implications for the maintenance of weight loss", *PLoS One*, vol. 4, e4377, 2009.

29. Redman, L. M. et al., "Metabolic Slowing and Reduced Oxidative Damage with Sustained Caloric Restriction Support the Rate of Living and Oxidative Damage Theories of Aging", *Cell Metab*, vol. 27, p. 805-815, 2018.

30. Fontana, L., Partridge, L. & Longo, V. D., "Extending healthy life span — From yeast to humans", *Science*, vol. 328, p. 321-326, 2010.
    Jiang, J. C., Jaruga, E., Repnevskaya, M. V. & Jazwinski, S. M., "An intervention resembling caloric restriction prolongs life span and retards aging in yeast", *Faseb j*, vol. 14, p. 2135-2137, 2000.
    Lakowski, B. & Hekimi, S., "The genetics of caloric restriction in Caenorhabditis elegans", *Proc Natl Acad Sci USA*, vol. 95, 13091-13096, 1998.

31. Goodrick, C. L., Ingram, D. K., Reynolds, M. A., Freeman, J. R. & Cider, N. I.., "Effects of intermittent feeding upon growth and life span in rats", *Gerontology*, vol. 28, p. 233-241, 1982.
    Goodrick, C. L., Ingram, D. K., Reynolds, M. A., Freeman, J. R. & Cider, N.L., "Effects

of intermittent feeding upon body weight and lifespan in inbred mice: interaction of genotype and age", *Mech Ageing Dev*, vol. 55, p. 69-87, 1990.

32. Beauchene, R. E., Bales, C. W., Bragg, C. S., Hawkins, S. T. & Mason, R. L., "Effect of age of initiation of feed restriction on growth, body composition, and longevity of rats", *J Gerontol*, vol. 41, p. 13-19, 1986.

Dias, G. P. et al., "Intermittent fasting enhances long-term memory consolidation, adult hippocampal neurogenesis, and expression of longevity gene Klotho", *Molecular Psychiatry*, vol. 26, p. 6365-6379, 2021.

Napoleão, A., Fernandes, L., Miranda, C. & Marum, A. P., "Effects of Calorie Restriction on Health Span and Insulin Resistance: Classic Calorie Restriction Diet vs. Ketosis-Inducing Diet", *Nutrients*, vol. 13, 2021.

Crupi, A. N., Haase, J., Brandhorst, S. & Longo, V. D., "Periodic and Intermittent Fasting in Diabetes and Cardiovascular Disease", *Curr Diab Rep*, vol. 20, p. 83, 2020.

33. Brandhorst, S. et al., "A Periodic Diet that Mimics Fasting Promotes Multi-System Regeneration, Enhanced Cognitive Performance, and Healthspan", *Cell Metabolism*, vol. 22, p. 86-99, 2015.

Cheng, C.-W. et al., "Prolonged Fasting Reduces IGF-1/PKA to Promote Hematopoietic-Stem-Cell-Based Regeneration and Reverse Immunosuppression", *Cell Stem Cell*, vol. 14, p. 810-823, 2014.

Fontana, L., "The scientific basis of caloric restriction leading to longer life", *Curr Opin Gastroenterol*, vol. 25, p. 144-150, 2009.

Jordan, S. et al., "Dietary Intake Regulates the Circulating Inflammatory Monocyte Pool", *Cell*, vol. 178, p. 1102-1114, 2019.

Fadini, G. P., Ceolotto, G., Pagnin, E., de Kreutzenberg, S. & Avogaro, A., "At the crossroads of longevity and metabolism: the metabolic syndrome and lifespan determinant pathways", *Aging Cell*, vol. 10, p. 10-17, 2011.

Attinà, A. et al., "Fasting: How to Guide", *Nutrients*, vol. 13, 2021.

Badreh, F., Joukar, S., Badavi, M., Rashno, M. & Dehesh, T., "The Effects of Age and Fasting Models on Blood Pressure, Insulin/Glucose Profile, and Expression of Longevity Proteins in Male Rats", *Rejuvenation Res*, vol. 23, p. 224-236, 2020.

Hwangbo, D. S., Lee, H. Y., Abozaid, L. S. & Min, K. J., "Mechanisms of Lifespan Regulation by Calorie Restriction and Intermittent Fasting in Model Organisms", *Nutrients*, vol. 12, 2020.

34. Liu, H. et al., "Intermittent fasting preserves beta-cell mass in obesity-induced diabetes via the autophagy-lysosome pathway", *Autophagy*, vol. 13, p. 1952-1968, 2017.

DiNicolantonio, J. J. & McCarty, M., "Autophagy-induced degradation of Notch1, achieved through intermittent fasting, may promote beta cell neogenesis: implications for reversal of type 2 diabetes", *Open Heart*, vol. 6, e001028, 2019.

35. Owen, O. E., Reichard, G. A., Jr., Patel, M. S. & Boden, G. "Energy metabolism in feasting and fasting", *Adv Exp Med Biol*, vol. 111, p. 169-188, 1979.

36. de Cabo, R. & Mattson, M. P., "Effects of Intermittent Fasting on Health, Aging, and Disease", *N Engl J Med*, vol. 381, p. 2541-2551, 2019.

37. Bach-Faig, A. et al., "Mediterranean diet pyramid today. Science and cultural updates", *Public Health Nutr*, vol. 14, p. 2274-2284, 2011.

   Shannon, O. M. et al., "Mediterranean diet adherence and cognitive function in older UK adults: the European Prospective Investigation into Cancer and Nutrition-Norfolk (EPICNorfolk) Study", *Am J Clin Nutr*, vol. 110, p. 938-948, 2019.

38. Shannon, O. M., et al., "Nitric Oxide Boosting Effects of the Mediterranean Diet: A Potential Mechanism of Action", *J Gerontol A Biol Sci Med Sci*, vol. 73, p. 902-904, 2018.

   Javier Marhuenda, H. & María Pilar Zafrilla, R., "Chap. 2 :Bioactive Compounds Contained in Mediterranean Diet and Their Effects on Neurodegenerative Diseases" in *Current Topics on Superfoods* (éd. Shiomi Naofumi), IntechOpen, 2018.

   Tosti, V., Bertozzi, B. & Fontana, L., "Health Benefits of the Mediterranean Diet: Metabolic and Molecular Mechanisms", *J Gerontol A Biol Sci Med Sci*, vol. 73, p. 318-326, 2018.

39. Del Rio, D., Costa, L. G., Lean, M. E. & Crozier, A., "Polyphenols and health: what compounds are involved?", *Nutr Metab Cardiovasc Dis*, vol. 20, p. 1-6, 2010.

   Buttriss, J. & Stokes, C., "Dietary fibre and health: an overview", *Nutrition Bulletin*, vol. 33, p. 186-200, 2008.

   Swanson, D., Block, R. & Mousa, S. A. "Omega-3 fatty acids EPA and DHA: health benefits throughout life", *Adv Nutr*, vol. 3, p. 1-7, 2012.

   Siervo, M., et al., "Does dietary nitrate say NO to cardiovascu lar ageing? Current evidence and implications for research", *Proceedings of the Nutrition Society*, vol. 77, p. 112-123, 2018.

   Ashor, A. W. et al., "Effects of inorganic nitrate and vitamin C co-supplementation on blood pressure and vascular function in younger and older healthy adults: A randomised double-blind crossover trial", *Clin Nutr*, vol. 39, p. 708-717, 2020.

40. Estruch, R. et al., "Primary Prevention of Cardiovascular Disease with a Mediterranean Diet Supplemented with Extra-Virgin Olive Oil or Nuts", *N Engl J Med*, vol. 378, e34, 2018.

41. Salas-Salvadó, J. et al., "Reduction in the incidence of type 2 diabetes with the Mediterranean diet: results of the PREDIMED-Reus nutrition intervention randomized trial", *Diabetes Care*, vol. 34, p. 14-19, 2011.

42. Petersson, S. D. & Philippou, E., "Mediterranean Diet, Cognitive Function, and Dementia: A Systematic Review of the Evidence", *Adv Nutr*, vol. 7, p. 889-904, 2016.

43. Schwingshackl, L., Schwedhelm, C., Galbete, C. & Hoffmann, G., "Adherence to Mediterranean Diet and Risk of Cancer: An Updated Systematic Review and Meta-Analysis", *Nutrients*, vol. 9, p. 1063, 2017.

44. Lasheras, C., Fernandez, S. & Patterson, A. M., "Mediterranean diet and age with respect to overall survival in institutionalized, nonsmoking elderly people", *Am J Clin*

Nutr, vol. 71, p. 987-992, 2000.

Trichopoulou, A. et al., "Modified Mediterranean diet and survival: EPIC-elderly prospective cohort study", *Bmj*, vol. 330, 991, 2005.

Andreo-López, M. C., Contreras-Bolívar, V., Muñoz-Torres, M., García-Fontana, B. & García-Fontana, C., "Influence of the Mediterranean Diet on Healthy Aging", *Int J Mol Sci*, vol. 24, 2023.

45. Soltani, S., Jayedi, A., Shab-Bidar, S., Becerra-Tomás, N. & Salas-Salvadó, J., "Adherence to the Mediterranean Diet in Relation to All-Cause Mortality: A Systematic Review and Dose-Response Meta-Analysis of Prospective Cohort Studies", *Adv Nutr*, vol. 10, p. 1029-1039, 2019.

46. Hoeijmakers, J. H., "DNA damage, aging, and cancer", *N Engl J Med*, vol. 361, p. 1475-1485, 2009.

47. Javier Marhuenda, H. & María Pilar Zafrilla, R. in Current Topics on Superfoods, op. cit.

48. Arpón, A. et al., "Impact of Consuming Extra-Virgin Olive Oil or Nuts within a Mediterranean Diet on DNA Methylation in Peripheral White Blood Cells within the PREDIMEDNavarra Randomized Controlled Trial: A Role for Dietary Lipids", *Nutrients*, vol. 10, 2017.

Herrera-Marcos, L. V., Lou-Bonafonte, J. M., Arnal, C., Navarro, M. A. & Osada, J., "Transcriptomics and the Mediterranean Diet: A Systematic Review", *Nutrients*, vol. 9, 2017.

Ungvari, Z. et al., "Resveratrol confers endothelial protection via activation of the antioxidant transcription factor Nrf2", *Am J Physiol Heart Circ Physiol*, vol. 299, H18-24, 2010.

49. Arpón, A. et al., "Adherence to Mediterranean diet is associated with methylation changes in inflammation-related genes in peripheral blood cells", *J Physiol Biochem*, vol. 73, p. 445-455, 2016.

50. Kaneko, K. et al., "Mutagenicity of 8-nitroguanosine, a product of nitrative nucleoside modification by reactive nitrogen oxides, in mammalian cells", *Cancer Lett*, vol. 262, p. 239-247, 2008.

Zhang, Y. et al., "Error-free and error-prone lesion bypass by human DNA polymerase kappa in vitro", *Nucleic Acids Res*, vol. 28, p. 4138-4146, 2000.

Valko, M., et al., "Role of oxygen radicals in DNA damage and cancer incidence", *Mol Cell Biochem*, vol. 266, p. 37-56, 2004.

51. Urquiaga, I. et al., "Mediterranean diet and red wine protect against oxidative damage in young volunteers", *Atherosclerosis*, vol. 211, p. 694-699, 2010.

52. Vilahur, G. et al., "Intake of cooked tomato sauce preserves coronary endothelial function and improves apolipoprotein A-I and apolipoprotein J protein profile in high-density lipoproteins", *Transl Res*, vol. 166, p. 44-56, 2015.

Calcabrini, C. et al., "Protective Effect of Juglans regia L. Walnut Extract Against

Oxidative DNA Damage", *Plant Foods Hum Nutr*, vol. 72, p. 192-197, 2017.

Erol, Ö., Arda, N. & Erdem, G., "Phenols of virgin olive oil protects nuclear DNA against oxidative damage in HeLa cells", *Food Chem Toxicol*, vol. 50, p. 3475-3479, 2012.

Rangel-Zuñiga, O. A. et al., "Frying oils with high natural or added antioxidants content, which protect against postprandial oxidative stress, also protect against DNA oxidation damage", *Eur J Nutr*, vol. 56, p. 1597-1607, 2017.

53. Quiles, J. L. et al., "Dietary fat type (virgin olive vs. sunflower oils) affects age-related changes in DNA double-strand-breaks, antioxidant capacity and blood lipids in rats", *Exp Gerontol*, vol. 39, p. 1189-1198, 2004.

54. von Zglinicki, T., "Oxidative stress shortens telomeres", *Trends Biochem Sci*, vol. 27, p. 339-344, 2002.

55. Calado, R. T. & Young, N. S., "Telomere diseases", *N Engl J Med*, vol. 361, p. 2353-2365, 2009.

56. Boonekamp, J. J., Simons, M. J., Hemerik, L. & Verhulst, S., "Telomere length behaves as biomarker of somatic redundancy rather than biological age", *Aging Cell*, vol. 12, p. 330-332, 2013.

57. García-Calzón, S. et al., "Dietary inflammatory index and telomere length in subjects with a high cardiovascular disease risk from the PREDIMED-NAVARRA study: cross-sectional and longitudinal analyses over 5 y", *Am J Clin Nutr*, vol. 102, p. 897-904, 2015.

García-Calzón, S. et al., "Pro12Ala polymorphism of the PPAR2 gene interacts with a mediterranean diet to prevent telomere shortening in the PREDIMED-NAVARRA randomized trial", *Circ Cardiovasc Genet*, vol. 8, p. 91-99, 2015.

Boccardi, V. et al., "Mediterranean diet, telomere maintenance and health status among elderly", *PLoS One*, vol. 8, e62781, 2013.

Crous-Bou, M. et al., "Mediterranean diet and telomere length in Nurses' Health Study: population based cohort study", *Bmj*, vol. 349, g6674, 2014.

Gu, Y. et al., "Mediterranean diet and leukocyte telomere length in a multi-ethnic elderly population", *Age* (Dordr), vol. 37, 24, 2015.

Meinilä, J. et al., "Healthy diets and telomere length and attrition during a 10-year follow-up", *Eur J Clin Nutr*, vol. 73, p. 1352-1360, 2019.

58. Boccardi, V. et al., "Mediterranean diet, telomere maintenance and health status among elderly" *PLoS One*, vol. 8, e62781, 2013.

59. Crous-Bou, M. et al., "Mediterranean diet and telomere length in Nurses' Health Study: population based cohort study", *Bmj*, vol. 349, g6674, 2014.

60. Gu, Y. et al., "Mediterranean diet and leukocyte telomere length in a multi-ethnic elderly population", op. cit.

61. García-Calzón, S. et al., "Mediterranean diet and telomere length in high cardiovascular risk subjects from the PREDIMED-NAVARRA study", *Clin Nutr*, vol. 35, p. 1399-1405, 2016.

62.   Gomez-Delgado, F. et al., "Telomerase RNA Component Genetic Variants Interact With the Mediterranean Diet Modifying the Inflammatory Status and its Relationship With Aging: CORDIOPREV Study", *J Gerontol A Biol Sci Med Sci*, vol. 73, p. 327-332, 2018.

63.   García-Calzón, S. et al., "Pro12Ala polymorphism of the PPARγ2 gene interacts with a mediterranean diet to prevent telomere shortening in the PREDIMED-NAVARRA randomized trial", *Circ Cardiovasc Genet*, vol. 8, p. 91-99, 2015.

64.   Kiecolt-Glaser, J. K. et al., "Omega-3 fatty acids, oxidative stress, and leukocyte telomere length: A randomized controlled trial", *Brain Behav Immun*, vol. 28, p. 16-24, 2013.

65.   Mathers, J. C., Strathdee, G. & Relton, C. L., "Induction of epigenetic alterations by dietary and other environmental factors", *Adv Genet*, vol. 71, p. 3-39, 2010.

66.   Mathers, J. C., "Session 2: Personalised nutrition. Epigenomics: a basis for understanding individual differences?", *Proc Nutr Soc*, vol. 67, p. 390-394, 2008.
Park, J. H., Yoo, Y. & Park, Y. J., "Epigenetics: Linking Nutrition to Molecular Mechanisms in Aging", *Prev Nutr Food Sci*, vol. 22, p. 81-89, 2017.

67.   Pal, S. & Tyler, J. K., "Epigenetics and aging", *Sci Adv*, vol. 2, e1600584, 2016.

68.   Arpón, A. et al., "Adherence to Mediterranean diet is associated with methylation changes in inflammation-related genes in peripheral blood cells", *J Physiol Biochem*, vol. 73, p. 445-455, 2016.

69.   Ma, J. et al., "Whole Blood DNA Methylation Signatures of Diet Are Associated With Cardiovascular Disease Risk Factors and All-Cause Mortality", *Circ Genom Precis Med*, vol. 13, e002766, 2020.

70.   Horvath, S. et al., "Obesity accelerates epigenetic aging of human liver", *Proc Natl Acad Sci USA*, vol. 111, 15538-15543, 2014.
de Toro-Martín, J. et al., "Body mass index is associated with epigenetic age acceleration in the visceral adipose tissue of subjects with severe obesity", *Clinical Epigenetics*, vol. 11, 172, 2019.

71.   Gensous, N. et al., "One-year Mediterranean diet promotes epigenetic rejuvenation with country- and sex-specific effects: a pilot study from the NU-AGE project", *Geroscience*, vol. 42, p. 687-701, 2020.

72.   Quach, A. et al., "Epigenetic clock analysis of diet, exercise, education, and lifestyle factors", *Aging (Albany NY)*, vol. 9, p. 419-446, 2017.

73.   López-Otín, C., Blasco, M. A., Partridge, L., Serrano, M. & Kroemer, G., "The hallmarks of aging", *Cell*, vol. 153, p. 1194-1217, 2013.
López-Otín, C., et al., "Hallmarks of aging: An expanding universe", *Cell*, vol. 186, p. 243-278, 2023.

74.   Yerbury, J. J. et al., "Walking the tightrope: proteostasis and neurodegenerative disease", *J Neurochem*, vol. 137, p. 489-505, 2016.

75.   Román, G. C. et al., "Extra-virgin olive oil for potential prevention of Alzheimer disease", *Rev Neurol* (Paris), vol. 175, p. 705-723, 2019.

76. Fernández del Río, L., Gutiérrez-Casado, E., Varela-López, A. & Villalba, J. M., "Olive Oil and the Hallmarks of Aging", *Molecules*, vol. 21, 163, 2016.

77. Rigacci, S. et al., "Oleuropein aglycone induces autophagy via the AMPK/mTOR signalling pathway: a mechanistic insight", *Oncotarget*, vol. 6, 35344-35357, 2015.

78. Abuznait, A. H., Qosa, H., Busnena, B. A., El Sayed, K. A. & Kaddoumi, A., "Olive-oil-derived oleocanthal enhances β-amyloid clearance as a potential neuroprotective mechanism against Alzheimer's disease: in vitro and in vivo studies", *ACS Chem Neurosci*, vol. 4, 973-982, 2013.

79. Templeman, N. M. & Murphy, C. T., "Regulation of repro- duction and longevity by nutrient-sensing pathways", *J Cell Biol*, vol. 217, 93-106, 2018.

80. de Lucia, C. et al., "Lifestyle mediates the role of nutri ent-sensing pathways in cognitive aging: cellular and epidemiological evidence", *Commun Biol*, vol. 3, 157, 2020.

81. McBride, H. M., Neuspiel, M. & Wasiak, S., "Mitochondria: more than just a powerhouse", *Curr Biol*, vol. 16, R551-560, 2006.

82. Javier Marhuenda, H. & María Pilar Zafrilla, R. in Current Topics on Superfoods, op. cit.

83. Afshordel, S. et al., "Omega-3 polyunsaturated fatty acids improve mitochondrial dysfunction in brain aging – impact of Bcl-2 and NPD-1 like metabolites", *Prostaglandins Leukot Essent Fatty Acids*, vol. 92, p. 23-31, 2015.

84. Johnson, M. L. et al., "Eicosapentaenoic acid but not docosahexaenoic acid restores skeletal muscle mitochondrial oxidative capacity in old mice", *Aging Cell*, vol. 14, p. 734-743, 2015.
    Lalia, A. Z. et al., "Influence of omega-3 fatty acids on skeletal muscle protein metabolism and mitochondrial bioenergetics in older adults", *Aging (Albany NY)*, vol. 9, 1096-1129, 2017.

85. Harris, W. S. et al., "Blood n-3 fatty acid levels and total and cause-specific mortality from 17 prospective studies", *Nature Communications*, vol. 12, 2329, 2021.

86. Markoski, M. M., Garavaglia, J., Oliveira, A., Olivaes, J. & Marcadenti, A., "Molecular Properties of Red Wine Compounds and Cardiometabolic Benefits", *Nutr Metab Insights*, vol. 9, p. 51-57, 2016.

87. Qiu, L., Luo, Y. & Chen, X., "Quercetin attenuates mitochondrial dysfunction and biogenesis via upregulated AMPK/SIRT1 signaling pathway in OA rats", *Biomed Pharmacother*, vol. 103, p. 1585-1591, 2018.

88. Lagouge, M. et al., "Resveratrol improves mitochondrial function and protects against metabolic disease by activating SIRT1 and PGC-1alpha", *Cell*, vol. 127, p. 1109-1122, 2006.
    Markus, M. A. & Morris, B. J., "Resveratrol in prevention and treatment of common clinical conditions of aging", *Clin Interv Aging*, vol. 3, p. 331-339, 2008.

89. López-Otín, C., Blasco, M. A., Partridge, L., Serrano, M. & Kroemer, G., "The hallmarks of aging", op.cit.

López-Otín, et al., "Hallmarks of aging: An expanding universe", op.cit.

López-Otín, et al., "Metabolic Control of Longevity", *Cell* vol. 166, p. 802-821, 2016.

90. von Zglinicki, T., Wan, T. & Miwa, S., "Senescence in Post-Mitotic Cells: A Driver of Aging?", *Antioxid Redox Signal*, vol. 34, p. 308-323, 2021.

91. Tchkonia, T., Zhu, Y., van Deursen, J., Campisi, J. & Kirkland, J. L., "Cellular senescence and the senescent secretory phenotype: therapeutic opportunities", *J Clin Invest*, vol. 123, p. 966-972, 2013.

92. Song, S., Lam, E. W., Tchkonia, T., Kirkland, J. L. & Sun, Y., "Senescent Cells: Emerging Targets for Human Aging and Age-Related Diseases", *Trends Biochem Sci*, vol. 45, p. 578-592, 2020.

Baker, D. J. et al., "Clearance of p16Ink4a-positive senescent cells delays ageing-associated disorders", *Nature*, vol. 479, p. 232-236, 2011.

Baker, D. J. et al., "Naturally occurring p16(Ink4a)-positive cells shorten healthy lifespan", *Nature*, vol. 530, p. 184-189, 2016.

93. Kleemann, R. et al., "Anti-inflammatory, anti-proliferative and anti-atherosclerotic effects of quercetin in human in vitro and in vivo models", *Atherosclerosis*, vol. 218, p. 44-52, 2011.

Medina-Remón, A. et al., "Effects of total dietary polyphenols on plasma nitric oxide and blood pressure in a high cardiovascular risk cohort. The PREDIMED randomized trial", *Nutr Metab Cardiovasc Dis*, vol. 25, p. 60-67, 2015.

94. Khalil, R., Diab-Assaf, M. & Lemaitre, J. M., "Emerging Therapeutic Approaches to Target the Dark Side of Senescent Cells: New Hopes to Treat Aging as a Disease and to Delay Age-Related Pathologies", *Cells*, vol. 12, 2023.

95. Hickson, L. J. et al., "Senolytics decrease senescent cells in humans: Preliminary report from a clinical trial of Dasatinib plus Quercetin in individuals with diabetic kidney disease", *EBioMedicine*, vol. 47, p. 446-456, 2019.

96. Yousefzadeh, M. J. et al., "Fisetin is a senotherapeutic that extends health and lifespan", *EBioMedicine*, vol. 36, p. 18-28, 2018.

97. Del Bo, C. et al., "Overview of Human Intervention Studies Evaluating the Impact of the Mediterranean Diet on Markers of DNA Damage", *Nutrients*, vol. 11, 2019.

98. Gurău, F. et al., "Anti-senescence compounds: A potential nutraceutical approach to healthy aging", *Ageing Res Rev*, vol. 46, p. 14-31, 2018.

99. Corina, A. et al., "Low Intake of Vitamin E Accelerates Cellular Aging in Patients With Established Cardiovascular Disease: The CORDIOPREV Study", *J Gerontol A Biol Sci Med Sci*, vol. 74, p. 770-777, 2019.

100. Durani, L. W. et al., "Targeting genes in insulin-associated signalling pathway, DNA damage, cell proliferation and cell differentiation pathways by tocotrienol-rich fraction in preventing cellular senescence of human diploid fibroblasts", *Clin Ter*, vol. 166, e365-373, 2015.

101. López-Uriarte, P. et al., "Effect of nut consumption on oxidative stress and the

endothelial function in metabolic syndrome", *Clin Nutr*, vol. 29, p. 373-380, 2010.

102. Riso, P., Martini, D., Visioli, F., Martinetti, A. & Porrini, M. "Effect of broccoli intake on markers related to oxidative stress and cancer risk in healthy smokers and nonsmokers", *Nutr Cancer*, vol. 61, p. 232-237, 2009.

Moser, B. et al., "Impact of spinach consumption on DNA stability in peripheral lymphocytes and on biochemical blood parameters: results of a human intervention trial", *Eur J Nutr*, vol. 50, p. 587-594, 2011.

103. Mihaylova, M. M., Sabatini, D. M. & Yilmaz Ö, H., "Dietary and metabolic control of stem cell function in physiology and cancer", *Cell Stem Cell*, vol. 14, p. 292-305, 2014.

104. Gruver, A. L., Hudson, L. L. & Sempowski, G. D, "Immunosenescence of ageing", *J Pathol*, vol. 211, p. 144-156, 2007.

Fulop, T. et al., "Immunosenescence and Inflamm-Aging As Two Sides of the Same Coin: Friends or Foes?", *Front Immunol*, vol. 8, 1960, 2017.

105. Ungvari, Z., Kaley, G., de Cabo, R., Sonntag, W. E. & Csiszar, A. "Mechanisms of vascular aging: new perspectives", *J Gerontol A Biol Sci Med Sci*, vol. 65, p. 1028-1041, 2010.

Siervo, M., Scialò, F., Shannon, O. M., Stephan, B. C. M. & Ashor, A. W., "Does dietary nitrate say NO to cardiovascular ageing? Current evidence and implications for research", *Proc Nutr Soc*, vol. 77, p. 112-123, 2018.

Marin, C. et al., "Mediterranean diet reduces senescenceassociated stress in endothelial cells", *Age* (Dordr), vol. 34, p. 1309-1316, 2012.

106. Cesari, F. et al., "Adherence to lifestyle modifications after a cardiac rehabilitation program and endothelial progenitor cells. A six-month follow-up study", *Thromb Haemost*, vol. 112, p. 196-204, 2014.

107. Cesari, F. et al., "Aging process, adherence to Mediterranean diet and nutritional status in a large cohort of nonagenarians: Effects on endothelial progenitor cells", *Nutr Metab Cardiovasc Dis*, vol. 28, p. 84-90, 2018.

Marin, C. et al., "Mediterranean diet reduces endothelial damage and improves the regenerative capacity of endothelium", *Am J Clin Nutr*, vol. 93, p. 267-274, 2010.

108. Fernández, J. M. et al. "Moderate-to-high-intensity training and a hypocaloric Mediterranean diet enhance endothelial progenitor cells and fitness in subjects with the metabolic syndrome", *Clin Sci* (Lond), vol. 123, p. 361-373, 2012.

Shannon, O. M. et al., "Mediterranean Diet Increases Endothelial Function in Adults: A Systematic Review and Meta-Analysis of Randomized Controlled Trials", *J Nutr*, vol. 150, p. 1151-1159, 2020.

109. Fernández del Río, L., Gutiérrez-Casado, E., Varela-López, A. & Villalba, J. M., "Olive Oil and the Hallmarks of Aging", *Molecules*, vol. 21, 163, 2016.

110. Liu, H. et al., "Olive oil in the prevention and treatment of osteoporosis after artificial menopause", *Clin Interv Aging*, vol. 9, p. 2087-2095, 2014.

111. Fernández-Real, J. M. et al., "A Mediterranean diet enriched with olive oil is associated

with higher serum total osteocalcin levels in elderly men at high cardiovascular risk", *J Clin Endocrinol Metab*, vol. 97, p. 3792-3798, 2012.

112. Leone, A., Longo, C. & Trosko, J. E., "The chemopreventive role of dietary phytochemicals through gap junctional intercellular communication", *Phytochemistry Reviews*, vol. 11, p. 285-307, 2012.

113. López-Otín, C., Blasco, M. A., Partridge, L., Serrano, M. & Kroemer, G., "The hallmarks of aging", op.cit.
    López-Otín, C., Blasco, M. A., Partridge, L., Serrano, M. & Kroemer, G., "Hallmarks of aging: An expanding universe", op.cit.

114. Franceschi, C. et al., "Inflamm-aging. An evolutionary perspective on immunosenescence", *Ann N Y Acad Sci*, vol. 908, p. 244-254, 2000.

115. Cohen, H. J., Pieper, C. F., Harris, T., Rao, K. M. & Currie, M. S, "The association of plasma IL-6 levels with functional disability in community-dwelling elderly", *J Gerontol A Biol Sci Med Sci*, vol. 52, M201-208, 1997.

116. Franceschi, C. & Campisi, J., "Chronic inflammation (inflam252 Décider de son âge maging) and its potential contribution to age-associated diseases", *J Gerontol A Biol Sci Med Sci*, vol. 69, Suppl 1, S4-9, 2014.

117. Rosano, C., Marsland, A. L. & Gianaros, P. J., "Maintaining brain health by monitoring inflammatory processes: a mechanism to promote successful aging", *Aging Dis*, vol. 3, p. 16-33, 2012.

118. Harris, T. B. et al., "Associations of elevated interleukin-6 and C-reactive protein levels with mortality in the elderly", *Am J Med*, vol. 106, p. 506-512, 1999.
    Michaud, M. et al., "Proinflammatory cytokines, aging, and age-related diseases", *J Am Med Dir Assoc*, vol. 14, p. 877-882, 2013.

119. Arpón, A. et al. Adherence to Mediterranean diet is associated with methylation changes in inflammation-related genes in peripheral blood cells. *J Physiol Biochem*, vol. 73, 445-455, 2016.
    Estruch, R. et al., "Effects of a Mediterranean-style diet on cardiovascular risk factors: a randomized trial", *Ann Intern Med*, vol. 145, p. 1-11, 2006.
    Mena, M. P. et al., "Inhibition of circulating immune cell activation: a molecular antiinflammatory effect of the Mediterranean diet", *Am J Clin Nutr*, vol. 89, p. 248-256, 2009.
    Casas, R. et al., "The effects of the mediterranean diet on biomarkers of vascular wall inflammation and plaque vulnerability in subjects with high risk for cardiovascular disease. A randomized trial", *PLoS One*, vol. 9, e100084, 2014.

120. Salas-Salvadó, J. et al., "Components of the Mediterraneantype food pattern and serum inflammatory markers among patients at high risk for cardiovascular disease", *Eur J Clin Nutr*, vol. 62, 651-659, 2008.

121. Richard, C. et al., "Effect of the Mediterranean diet on plasma adipokine concentrations in men with metabolic syndrome", *Metabolism*, vol. 62, p. 1803-1810, 2013.

Sureda, A. et al., "Adherence to the Mediterranean Diet and Inflammatory Markers", *Nutrients*, vol. 10, 2018.

122. Park, Y. M. et al., "Obesity Mediates the Association between Mediterranean Diet Consumption and Insulin Resistance and Inflammation in US Adults", *J Nutr*, vol. 147, p. 563-571, 2017.

123. Leone, A., Longo, C. & Trosko, J. E., "The chemopreventive role of dietary phytochemicals through gap junctional intercellular communication", *Phytochemistry Reviews*, vol. 11, p. 285-307, 2012.

124. López-Otín, C., et al., "Hallmarks of aging: An expanding universe", op.cit.

125. Ordovas, J. M., Ferguson, L. R., Tai, E. S. & Mathers, J. C., "Personalised nutrition and health", *Bmj*, vol. 361, bmj.k2173, 2018.

126. Herbert, C. et al., "Blue Zones: Centenarian Modes of Physical Activity: A Scoping Review", Journal of Population Ageing, 2022.

127. Fastame, M. C., Hitchcott, P. K. & Penna, M. P., "The impact of leisure on mental health of Sardinian elderly from the 'blue zone': Evidence for ageing well", *Aging Clinical and Experimental Research*, vol. 30, p. 169-180, 2018.

128. Pes, G. M. et al., "Lifestyle and nutrition related to male longevity in Sardinia: an ecological study", *Nutrition, Metabolism and Cardiovascular Disease*, vol. 23, p. 212-219, 2013.

129. Pes, G. M., Dore, M. P., Errigo, A. & Poulain, M., "Analysis of physical activity among free-living nonagenarians from a Sardinian longevous population", *Journal of Aging and Physical Activity*, vol. 26, p. 254-258, 2018.
    Pes, G. M., Errigo, A., Tedde, P. & Dore, M. P., "Sociodemographic, clinical and functional profile of nonagenarians from two areas of Sardinia characterized by distinct longevity levels", *Rejuvenation Research*, vol. 23, p. 341-348, 2020.

130. Legrand, R., Nuemi, G., Poulain, M. & Manckoundia, P., "Description of lifestyle, including social life, diet and physical activity, of people ≥ 90 years living in Ikaria, a longevity blue zone", *International Journal of Environmental Research and Public Health*, vol. 18, 6602, 2021.

131. Nelson, M. E. et al., "Physical activity and public health in older adults: recommendation from the American College of Sports Medicine and the American Heart Association", *Circulation*, vol. 116, 1094, 2007.

132. Harvey, J. A., Chastin, S. F. & Skelton, D. A., "How sedentary are older people? A systematic review of the amount of sedentary behavior", *Journal of aging and physical activity*, vol. 23, p. 471-487, 2015.

133. Garatachea, N. et al., "Exercise attenuates the major hallmarks of aging", *Rejuvenation Res*, vol. 18, p. 57-89, 2015.
    Arnold, P. & Bautmans, I., "The influence of strength training on muscle activation in elderly persons: a systematic review and meta-analysis", *Exp Gerontol*, vol. 58, p. 58-68, 2014.

Vlietstra, L., Hendrickx, W. & Waters, D. L., "Exercise interventions in healthy older adults with sarcopenia: A systematic review and meta-analysis", *Australas J Ageing*, vol. 37, p. 169-183, 2018.

134. Fiatarone, M. A. et al., "Exercise training and nutritional supplementation for physical frailty in very elderly people", *N Engl J Med*, vol. 330, p. 1769-1775, 1994.

135. Pilozzi, A., Carro, C. & Huang, X., "Roles of β-Endorphin in Stress, Behavior, Neuroinflammation, and Brain Energy Metabolism", *International journal of molecular sciences*, vol. 22, 338, 2020.

136. Kodama, S. et al., "Cardiorespiratory fitness as a quantitative predictor of all-cause mortality and cardiovascular events in healthy men and women: a meta-analysis", *Jama*, vol. 301, p. 2024-2035, 2009.
Byberg, L. et al., "Total mortality after changes in leisure time physical activity in 50 year old men: 35 year follow-up of population based cohort", *Br J Sports Med*, vol. 43, 482, 2009.

137. Nes, B. M., Vatten, L. J., Nauman, J., Janszky, I. & Wisløff, U., "A simple nonexercise model of cardiorespiratory fitness predicts long-term mortality", *Med Sci Sports Exerc*, vol. 46, p. 1159-1165, 2014.
Strasser, B. & Burtscher, M., "Survival of the fittest: VO(2)max, a key predictor of longevity?", *Front Biosci* (Landmark Ed), vol. 23, p. 1505-1516, 2018.

138. Jang, S. Y., Park, J., Ryu, S. Y. & Choi, S. W., "Low muscle mass is associated with osteoporosis: A nationwide population-based study", *Maturitas*, vol. 133, p. 54-59, 2020.

139. Winter, B. et al., "High impact running improves learning", *Neurobiol Learn Mem*, vol. 87, p. 597-609, 2007.
van Praag, H., Christie, B. R., Sejnowski, T. J. & Gage, F. H., "Running enhances neurogenesis, learning, and long-term potentiation in mice", *Proc Natl Acad Sci USA*, vol. 96, 13427-13431, 1999.
Erickson, K. I. et al., "Exercise training increases size of hippocampus and improves memory", *Proc Natl Acad Sci USA*, vol. 108, p. 3017-3022, 2011.

140. Moldoveanu, A. I., Shephard, R. J. & Shek, P. N., "The cyto kine response to physical activity and training", *Sports medicine* (Auckland, N.Z.), vol. 31, p. 115-144, 2001.

141. Nicklas, B. J. & Brinkley, T. E., "Exercise training as a treatment for chronic inflammation in the elderly", *Exerc Sport Sci Rev*, vol. 37, p. 165-170, 2009.
Woods, J. A., Wilund, K. R., Martin, S. A. & Kistler, B. M., "Exercise, inflammation and aging", *Aging Dis*, vol. 3, p. 130-140, 2012.

142. Saito, Y., Chikenji, T. S., Matsumura, T., Nakano, M. & Fuji miya, M., "Exercise enhances skeletal muscle regeneration by promoting senescence in fibro-adipogenic progenitors", *Nat Commun*, vol. 11, 889, 2020.

143. Tidball, J. G., Flores, I., Welc, S. S., Wehling-Henricks, M. & Ochi, E., "Aging of the immune system and impaired muscle regeneration: A failure of immunomodulation of adult myogenesis", *Exp Gerontol*, vol. 145, 111200, 2021.

Elder, S. S. & Emmerson, E., "Senescent cells and macrophages: key players for regeneration?", *Open Biology*, vol. 10, 200309, 2020.

144. Garatachea, N. et al., "Elite athletes live longer than the general population: a meta-analysis", *Mayo Clin Proc*, vol. 89, p. 1195-1200, 2014.

Teramoto, M. & Bungum, T. J., "Mortality and longevity of elite athletes", *J Sci Med Sport*, vol. 13, p. 410-416, 2010.

145. Moore, S. C. et al., "Leisure time physical activity of moderate to vigorous intensity and mortality: a large pooled cohort analysis", *PLoS Med*, vol. 9, e1001335, 2012.

146. Garatachea, N. et al., "Exercise attenuates the major hallmarks of aging", *Rejuvenation Res*, vol. 18, p. 57-89, 2015.

Rebelo-Marques, A. et al., "Aging Hallmarks: The Benefits of Physical Exercise", *Front Endocrinol* (Lausanne), vol. 9, 258, 2018.

147. Radák, Z. et al. "Exercise training decreases DNA damage and increases DNA repair and resistance against oxidative stress of proteins in aged rat skeletal muscle", *Pflügers Archiv*, vol. 445, p. 273-278, 2002.

148. Denham, J. et al., "Longer leukocyte telomeres are associated with ultra-endurance exercise independent of cardiovascular risk factors", *PLoS One*, vol. 8, e69377, 2013.

LaRocca, T. J., Seals, D. R. & Pierce, G. L., "Leukocyte telomere length is preserved with aging in endurance exercisetrained adults and related to maximal aerobic capacity", *Mech Ageing Dev*, vol. 131, p. 165-167, 2010.

Werner, C. et al., "Effects of physical exercise on myocardial telomere-regulating proteins, survival pathways, and apoptosis", *J Am Coll Cardiol*, vol. 52, p. 470-482, 2008.

149. Perry, C. G. et al., "Repeated transient mRNA bursts precede increases in transcriptional and mitochondrial proteins during training in human skeletal muscle", *J Physiol*, vol. 588, p. 4795-4810, 2010.

150. He, C., Sumpter, R., Jr. & Levine, B., "Exercise induces autophagy in peripheral tissues and in the brain", *Autophagy*, vol. 8, p. 1548-1551, 2012.

Luo, L. et al., "Chronic resistance training activates autophagy and reduces apoptosis of muscle cells by modulating IGF-1 and its receptors, Akt/mTOR and Akt/FOXO3a signaling in aged rats", *Exp Gerontol*, vol. 48, p. 427-436, 2013.

151. Larrick, J. W. & Mendelsohn, A. R., "Exercise Partially Rejuvenates Muscle Stem Cells", *Rejuvenation Res*, vol. 23, p. 262-265, 2020.

Wahl, P., Brixius, K. & Bloch, W., "Exercise-induced stem cell activation and its implication for cardiovascular and skeletal muscle regeneration", *Minim Invasive Ther Allied Technol*, vol. 17, p. 91-99, 2008.

152. Shefer, G., Rauner, G., Yablonka-Reuveni, Z. & Benayahu, D., "Reduced satellite cell numbers and myogenic capacity in aging can be alleviated by endurance exercise", *PLoS One*, vol. 5, e13307, 2010.

Shefer, G., Rauner, G., Stuelsatz, P., Benayahu, D. & Yablonka-Reuveni, Z., "Moderate-intensity treadmill running promotes expansion of the satellite cell pool in young and old mice", *Febs j*, vol. 280, p. 4063-4073, 2013.

153. Werner, C. et al., "Physical exercise prevents cellular senescence in circulating leukocytes and in the vessel wall", *Circulation*, vol. 120, p. 2438-2447, 2009.

Huang, C. C. et al., "Hepatoprotective Effects of Swim ming Exercise against D-Galactose-Induced Senescence Rat Model", *Evid Based Complement Alternat Med*, 275431, 2013.

154. Ntanasis-Stathopoulos, J., Tzanninis, J. G., Philippou, A. & Koutsilieris, M., "Epigenetic regulation on gene expression induced by physical exercise", *J Musculoskelet Neuronal Interact*, vol. 13, p. 133-146, 2013.

Pareja-Galeano, H., Sanchis-Gomar, F. & García-Giménez, J. L., "Physical exercise and epigenetic modulation: elucidating intricate mechanisms", *Sports Med*, vol. 44, p. 429-436, 2014.

Ling, C. & Rönn, T., "Epigenetic adaptation to regular exercise in humans", *Drug Discov Today*, vol. 19, p. 1015-1018, 2014.

Barrès, R. et al., "Acute exercise remodels promoter methylation in human skeletal muscle", *Cell Metab*, vol. 15, p. 405-411, 2012.

Rönn, T. et al., "A six months exercise intervention influences the genome-wide DNA methylation pattern in human adipose tissue", *PLoS Genet*, vol. 9, e1003572, 2013.

155. Garber, C. E. et al., "American College of Sports Medicine position stand. Quantity and quality of exercise for developing and maintaining cardiorespiratory, musculoskeletal, and neuromotor fitness in apparently healthy adults: guidance for prescribing exercise", *Med Sci Sports Exerc*, vol. 43, p. 1334-1359, 2011.

Medicine, A. C. o. S., Liguori, G., Feito, Y., Fountaine, C. J. & Roy, B., ACSM's Guidelines for Exercise Testing and Prescription, Wolters Kluwer, 2021.

Colbert, L. H. et al., "Physical activity, exercise, and inflammatory markers in older adults: findings from the Health, Aging and Body Composition Study", *J Am Geriatr Soc*, vol. 52, p. 1098-1104, 2004.

156. Hirshkowitz, M. et al., "National Sleep Foundation's sleep time duration recommendations: methodology and results summary", *Sleep Health*, vol. 1, p. 40-43, 2015.

157. Klerman, E. B. & Dijk, D.-J., "Age-Related Reduction in the Maximal Capacity for Sleep — Implications for Insomnia", *Current Biology*, vol. 18, p. 1118-1123, 2008.

Lavoie, C. J., Zeidler, M. R. & Martin, J. L., "Sleep and aging", *Sleep Science and Practice*, vol. 2, 3, 2018.

158. Medicine, A. A. o. S., "International classification of sleep disorders — third edition (ICSD-3)", *AASM Resour Libr*, vol. 281, p. 2313, 2014.

159. Carroll, J. E. et al., "Partial sleep deprivation activates the DNA damage response (DDR) and the senescence-associated secretory phenotype (SASP) in aged adult humans", *Brain, Behavior, and Immunity*, vol. 51, p. 223-229, 2016.

160. Cheung, V., Yuen, V. M., Wong, G. T. C. & Choi, S. W., "The effect of sleep deprivation

and disruption on DNA damage and health of doctors", *Anaesthesia*, vol. 74, p. 434-440, 2019.

161. Carroll, J. E. et al., "Insomnia and Telomere Length in Older Adults", *Sleep*, vol. 39, p. 559-564, 2016.
Wynchank, D. et al., "Delayed sleep-onset and biological age: late sleep-onset is associated with shorter telomere length", *Sleep*, vol. 42, 2019.
Zhang, X. et al., "Folic Acid Supplementation Suppresses Sleep Deprivation-Induced Telomere Dysfunction and Senescence-Associated Secretory Phenotype (SASP)", Oxidative Medicine and Cellular Longevity, 4569614, 2019.

162. Tempaku, P. et al., "Long sleep duration, insomnia, and insomnia with short objective sleep duration are independently associated with short telomere length", *Journal of clinical sleep medicine*, vol. 14, p. 2037-2045, 2018.

163. Carroll, J. E. et al., "Partial sleep deprivation activates the DNA damage response (DDR) and the senescence-associated secretory phenotype (SASP) in aged adult humans", op.cit.

164. Carroll, J. E. et al., "Epigenetic aging and immune senescence in women with insomnia symptoms: findings from the Women's Health Initiative Study", *Biological psychiatry*, vol. 81, p. 136-144, 2017.

165. Zhang, X. et al., Folic Acid Supplementation Suppresses Sleep Deprivation-Induced Telomere Dysfunction and Senescence-Associated Secretory Phenotype (SASP), op.cit.

166. Carroll, J. E. et al., "Epigenetic aging and immune senescence in women with insomnia symptoms: findings from the Women's Health Initiative Study", op.cit.

167. Trivedi, M. S., Holger, D., Bui, A. T., Craddock, T. J. A. & Tar-tar, J. L., "Short-term sleep deprivation leads to decreased systemic redox metabolites and altered epigenetic status", *PLOS ONE*, vol. 12, e0181978, 2017.

168. Martucci, M. et al., "Both objective and paradoxical insomnia elicit a stress response involving mitokine production", *Aging (Albany NY)*, vol. 12, 10497, 2020.

169. Zhao, H. et al., "Frontal cortical mitochondrial dysfunction and mitochondria-related β-amyloid accumulation by chronic sleep restriction in mice", *Neuroreport*, vol. 27, 916, 2016.

170. He, Y. et al., "Circadian rhythm of autophagy proteins in hippocampus is blunted by sleep fragmentation", *Chronobiology international*, vol. 33, p. 553-560, 2016.

171. Snyder-Mackler, N. et al., "Social determinants of health and survival in humans and other animals", *Science*, vol. 368, 2020.

172. Sapolsky, R. M., "Social Status and Health in Humans and Other Animals", Annual *Review of Anthropology*, vol. 33, p. 393-418, 2004.

173. Chetty, R. et al., "The Association Between Income and Life Expectancy in the United States, 2001-2014", *JAMA*, vol. 315, p. 1750-1766, 2016.

174. Stringhini, S. et al., "Socioeconomic status and the 25x25 risk factors as determinants of premature mortality: a multicohort study and meta-analysis of 1,7 million men and women", *The Lancet*, vol. 389, p. 1229-1237, 2017.

175. Holt-Lunstad, J., Smith, T. B. & Layton, J. B., "Social relationships and mortality risk: a meta-analytic review", *PLoS Med*, vol. 7, e1000316, 2010.

176. Hawkley, L. C. & Cacioppo, J. T., "Loneliness Matters: A Theoretical and Empirical Review of Consequences and Mechanisms", *Annals of Behavioral Medicine*, vol. 40, p. 218-227, 2010.
    Holt-Lunstad, J., Smith, T. B., Baker, M., Harris, T. & Stephenson, D., "Loneliness and Social Isolation as Risk Factors for Mortality:A Meta-Analytic Review", *Perspectives on Psychological Science*, vol. 10, p. 227-237, 2015.

177. Ozer, E. J., Fernald, L. C., Weber, A., Flynn, E. P. & VanderWeele, T. J., "Does alleviating poverty affect mothers' depressive symptoms? A quasi-experimental investigation of Mexico's Oportunidades programme", *International Journal of Epidemiology*, vol. 40, p. 1565-1576, 2011.
    Costello, E. J., Erkanli, A., Copeland, W. & Angold, A., "Association of Family Income Supplements in Adolescence With Development of Psychiatric and Substance Use Disorders in Adulthood Among an American Indian Population", *JAMA*, vol. 303, p. 1954-1960, 2010.
    Hamad, R. & Rehkopf, D. H., "Poverty and Child Development: A Longitudinal Study of the Impact of the Earned Income Tax Credit", *American Journal of Epidemiology*, vol. 183, p. 775-784, 2016.

178. Martin, C. L. et al., "Neighborhood environment, social cohesion, and epigenetic aging", *Aging (Albany NY)*, vol. 13, p. 7883-7899, 2021.

179. Ideno, Y. et al., "Blood pressure-lowering effect of Shinrin-yoku (Forest bathing): a systematic review and meta-analysis", *BMC Complement Altern Med*, vol. 17, 409, 2017.

180. Antonelli, M., Barbieri, G. & Donelli, D., "Effects of forest bathing (shinrin-yoku) on levels of cortisol as a stress bio marker: a systematic review and meta-analysis", *International Journal of Biometeorology*, vol. 63, p. 1117-1134, 2019.

181. Kotera, Y., Richardson, M. & Sheffield, D., "Effects of Shinrin-Yoku (Forest Bathing) and Nature Therapy on Mental Health: a Systematic Review and Meta-analysis", *International Journal of Mental Health and Addiction*, vol. 20, p. 337-361, 2022.

182. Shanahan, D. F. et al., "Health Benefits from Nature Experiences Depend on Dose", *Scientific Reports*, vol. 6, 28551, 2016.

183. Stenfors, C. U. D. et al., "Positive Effects of Nature on Cognitive Performance Across Multiple Experiments: Test Order but Not Affect Modulates the Cognitive Effects", *Front Psychol*, vol. 10, 1413, 2019.
    Stevenson, M. P., Schilhab, T. & Bentsen, P., "Attention Restoration Theory II: a systematic review to clarify attention processes affected by exposure to natural environments", *Journal of Toxicology and Environmental Health, Part B*, vol. 21, p. 227-268, 2018.

184. Maas, J., van Dillen, S. M. E., Verheij, R. A. & Groenewegen, P. P., "Social contacts as a

possible mechanism behind the relation between green space and health", *Health Place*, vol. 15, p. 586-595, 2009.

185. White, M. P. et al., "Spending at least 120 minutes a week in nature is associated with good health and wellbeing", *Scientific Reports*, vol. 9, 7730, 2019.

186. Shanahan, D. F. et al., "Health Benefits from Nature Experiences Depend on Dose", op.cit.

187. Xu, R. et al., "Surrounding Greenness and Biological Aging Based on DNA Methylation: A Twin and Family Study in Australia", *Environ Health Perspect*, vol. 129, 87007, 2021.

188. Kim, K. et al., "Inequalities in urban greenness and epigenetic aging: Different associations by race and neighborhood socioeconomic status", *Sci Adv*, vol. 9, eadf8140, 2023.

189. Dutta, S., Goodrich, J. M., Dolinoy, D. C. & Ruden, D. M., "Biological Aging Acceleration Due to Environmental Exposures: An Exciting New Direction in Toxicogenomics Research", *Genes*, vol. 15, 16, 2023.

190. Peters, A., Nawrot, T. S. & Baccarelli, A. A., "Hallmarks of environmental insults", *Cell*, vol. 184, p. 1455-1468, 2021.

191. Kim, E. S. et al., "Optimism and Healthy Aging in Women and Men", *Am J Epidemiol*, vol. 188, p. 1084-1091, 2019.
    Rasmussen, H. N., Scheier, M. F. & Greenhouse, J. B., "Optimism and physical health: a meta-analytic review", *Ann Behav Med*, vol. 37, p. 239-256, 2009.

192. Kim, E. S. et al., "Optimism and Cause-Specific Mortality: A Prospective Cohort Study", *Am J Epidemiol*, vol. 185, p. 21-29, 2017.
    Giltay, E. J., Geleijnse, J. M., Zitman, F. G., Hoekstra, T. & Schouten, E. G., "Dispositional optimism and all-cause and cardiovascular mortality in a prospective cohort of elderly dutch men and women", *Arch Gen Psychiatry*, vol. 61, p. 1126-1135, 2004.
    Kim, E. S., Smith, J. & Kubzansky, L. D., "Prospective study of the association between dispositional optimism and incident heart failure", *Circ Heart Fail*, vol. 7, p. 394-400, 2014.
    Matthews, K. A., Räikkönen, K., Sutton-Tyrrell, K. & Kuller, L. H., "Optimistic attitudes protect against progression of carotid atherosclerosis in healthy middle-aged women", *Psychosom Med*, vol. 66, p. 640-644, 2004.
    Kubzansky, L. D. et al., "Breathing easy: a prospective study of optimism and pulmonary function in the normative aging study", *Ann Behav Med*, vol. 24, p. 345-353, 2002.

193. Lee, L. O. et al., "Optimism is associated with exceptional longevity in 2 epidemiologic cohorts of men and women", *Proc Natl Acad Sci USA*, vol. 116, n° 37, p. 18357-18362, 2019.

194. Koga, H. K. et al., "Optimism, lifestyle, and longevity in a racially diverse cohort of

women", *Journal of the American Geriatrics Society*, vol. 70, p. 2793-2804, 2022.

195. Polsky, L. R., Rentscher, K. E. & Carroll, J. E., "Stress-induced biological aging: A review and guide for research priorities", *Brain Behav Immun*, vol. 104, p. 97-109, 2022.

196. Ridout, K. K. et al., "Physician-Training Stress and Accelerated Cellular Aging", *Biol Psychiatry*, vol. 86, p. 725-730, 2019.

197. Lin, P. Y., Huang, Y. C. & Hung, C. F., "Shortened telomere length in patients with depression: A meta-analytic study", *J Psychiatr Res*, vol. 76, p. 84-93, 2016.

    Cai, N. et al., "Molecular Signatures of Major Depression", Current Biology, vol. 25, p. 1146-1156, 2015.

    Wikgren, M. et al., "Short Telomeres in Depression and the General Population Are Associated with a Hypocortisolemic State", *Biological Psychiatry*, vol. 71, p. 294-300, 2012.

    Hartmann, N., Boehner, M., Groenen, F. & Kalb, R., "Telomere length of patients with major depression is shortened but independent from therapy and severity of the disease", *Depress Anxiety*, vol. 27, p. 1111-1116, 2010.

198. Diez, G. G. et al., "Epigenetic, psychological, and EEG changes after a 1-week retreat based on mindfulness and compassion for stress reduction in healthy adults: Study protocol of a cross-over randomized controlled trial", *PLoS One*, vol. 18, e0283169, 2023.

199. Conklin, Q. A., Crosswell, A. D., Saron, C. D. & Epel, E. S., "Meditation, stress processes, and telomere biology", *Curr Opin Psychol*, vol. 28, p. 92-101, 2019.

200. Notterman, D. A. & Mitchell, C., "Epigenetics and Understanding the Impact of Social Determinants of Health", *Pediatr Clin North Am*, vol. 62, p. 1227-1240, 2015.

201. Oblak, L., van der Zaag, J., Higgins-Chen, A. T., Levine, M. E. & Boks, M. P., "A systematic review of biological, social and environmental factors associated with epigenetic clock acceleration", *Ageing Res Rev*, vol. 69, 101348, 2021.

202. Schafer, M. J. et al., "The senescence-associated secretome as an indicator of age and medical risk", JCI Insight, vol. 5, 2020.

203. Fitzgerald, K. N. et al., "Potential reversal of epigenetic age using a diet and lifestyle intervention: a pilot randomized clinical trial", *Aging (Albany NY)*, vol. 13, p. 9419-9432, 2021.

204. Fitzgerald, K. N. et al.,"Potential reversal of biological age in women following an 8-week methylation-supportive diet and lifestyle program: a case series", *Aging (Albany NY)*, vol. 15, p. 1833-1839, 2023.

205. Lapasset, L. et al., "Rejuvenating senescent and centenarian human cells by reprogramming through the pluripotent state", *Genes & development*, vol. 25, p. 2248-2253, 2011.

    Alle, Q. et al., "A single short reprogramming early in life initiates and propagates an epigenetically related mechanism improving fitness and promoting an increased healthy lifespan", *Aging Cell*, vol. 21, e13714, 2022.

4부 생체 시계를 거꾸로 돌리는 노화 혁명

1. Bitto, A. et al., "Transient rapamycin treatment can increase lifespan and healthspan in middle-aged mice", *Elife*, vol. 5, 2016.

2. Bodmer, M., Meier, C., Krähenbühl, S., Jick, S. S., Meier, C. R., "Long-term metformin use is associated with decreased risk of breast cancer", *Diabetes Care*, vol.33, p. 1304-1308, 2010.

   Zhang, Z. J., Bi, Y., Li, S., Zhang, Q., Zhao, G., Guo, Y., Song, Q., "Reduced risk of lung cancer with metformin therapy in diabetic patients: a systematic review and meta-analysis", *Am J Epidemiol*, vol. 180, p. 11-14, 2014.

   Lai, S. W, Tsai, C. H., Lin, C. L., Liao, K. F., "Association between pancreatic cancer and metformin use in patients with type 2 diabetes", *Postgrad Med J*, vol. 95, n°1123, p. 291, 2019.

   Campbell, J. M, et al., "Metformin Use Associated with Reduced Risk of Dementia in Patients with Diabetes: A Systematic Review and Meta-Analysis", *J Alzheimers Dis*, vol. 64, n°4, 1225-1236, 2018.

3. Evans, J. M., Donnelly, L. A., Emslie-Smith, A. M., Alessi, D. R., Morris, A. D., "Metformin and reduced risk of cancer in diabetic patients", *BMJ*, vol. 330, p. 1304-1305, 2005.

4. Myllyharju, J., "Prolyl 4-hydroxylases, the key enzymes of collagen biosynthesis", *Matrix Biol*, vol. 22, p. 15-24, 2003.

5. Tsukada, Y. et al., "Histone demethylation by a family of JmjC domain-containing proteins", *Nature*, vol. 439, p. 811-816, 2006.

6. TeSlaa, T. et al., "α-Ketoglutarate Accelerates the Initial Differentiation of Primed Human Pluripotent Stem Cells", Cell *Metab*, vol. 24, p. 485-493, 2016.

7. Chin, R. M. et al., "The metabolite α-ketoglutarate extends lifespan by inhibiting ATP synthase and TOR", *Nature*, vol. 510, p. 397-401, 2014.

8. Su, Y. et al., "Alpha-ketoglutarate extends Drosophila lifespan by inhibiting mTOR and activating AMPK", *Aging (Albany NY)*, vol. 11, p. 4183-4197, 2019.

9. Fried, L. P. et al., "Frailty in older adults: evidence for a phe notype", *J Gerontol A Biol Sci Med Sci*, vol. 56, M146-156, 2001.

   Whitehead, J. C. et al., "A clinical frailty index in aging mice: comparisons with frailty index data in humans", *J Gerontol A Biol Sci Med Sci*, vol. 69, p. 621-632, 2014.

10. Asadi Shahmirzadi, A. et al., "Alpha-Ketoglutarate, an Endogenous Metabolite, Extends Lifespan and Compresses Morbidity in Aging Mice", *Cell Metab*, vol. 32, p. 447-456. e446, 2020.

11. Newman, J. C. & Verdin, E., "β-Hydroxybutyrate: A Signaling Metabolite", *Annu Rev Nutr*, vol. 37, p. 51-76, 2017.

12. Cahill, G. F., Jr., "Fuel metabolism in starvation", *Annu Rev Nutr*, vol. 26, p. 1-22, 2006.

13. Shimazu, T. et al., "Suppression of oxidative stress by β-hydroxybutyrate, an

endogenous histone deacetylase inhibitor", *Science*, vol. 339, p. 211-214, 2013.

14. Morris, B. J., Willcox, D. C., Donlon, T. A. & Willcox, B. J., "FOXO3: A Major Gene for Human Longevity--A Mini-Review", *Gerontology*, vol. 61, p. 515-525, 2015.

    Glozak, M. A., Sengupta, N., Zhang, X. & Seto, E., "Acetylation and deacetylation of non-histone proteins", *Gene*, vol. 363, p. 15-23, 2005.

15. Edwards, C. et al., "D-beta-hydroxybutyrate extends lifespan in C.elegans", *Aging (Albany NY)*, vol. 6, 621, 2014.

16. Veech, R. L. et al., "Ketone bodies mimic the life span extending properties of caloric restriction", *IUBMB life* 69, p. 305-314, 2017.

    Kwak, S. E. et al., "Effects of exercise-induced beta-hydroxybutyrate on muscle function and cognitive function", *Physiol Rep*, vol. 9, e14497, 2021.

    Stephan, J. S. & Sleiman, S. F., "Exercise Factors Released by the Liver, Muscle, and Bones Have Promising Therapeutic Potential for Stroke", *Frontiers in Neurology*, vol. 12, 2021.

17. Newman, J. C. & Verdin, E., "β-Hydroxybutyrate: A Signaling Metabolite", *Annu Rev Nutr*, vol. 37, p. 51-76, 2017.

    Han, Y. M. et al., "β-Hydroxybutyrate Prevents Vascular Senescence through hnRNP A1-Mediated Upregulation of Oct4", *Mol Cell*, vol. 71, p. 1064-1078.e1065, 2018.

    Han, Y.-M., Ramprasath, T. & Zou, M.-H., "β-hydroxybutyrate and its metabolic effects on age-associated pathology", *Experimental & Molecular Medicine*, vol. 52, p. 548-555, 2020.

    Newman, J. C. & Verdin, E., "β-hydroxybutyrate: much more than a metabolite", *Diabetes Res Clin Pract*, vol. 106, p. 173-181, 2014.

18. Lees, E. K. et al., "Methionine restriction restores a younger metabolic phenotype in adult mice with alterations in fibroblast growth factor 21", *Aging Cell*, vol. 13, p. 817-827, 2014.

    López-Torres, M. & Barja, G., "Lowered methionine ingestion as responsible for the decrease in rodent mitochondrial oxidative stress in protein and dietary restriction possible implications for humans", *Biochim Biophys Acta*, vol. 1780, p. 1337-1347, 2008.

    Sanchez-Roman, I. & Barja, G., "Regulation of longevity and oxidative stress by nutritional interventions: role of methionine restriction", *Exp Gerontol*, vol. 48, p. 1030-1042, 2013.

19. Brind, J. et al., "Dietary glycine supplementation mimics lifespan extension by dietary methionine restriction in Fisher 344 rats", *The FASEB Journal*, vol. 25, p. 522-528, 2011.

20. Guan, J. et al., "Cyclic glycine-proline regulates IGF-1 homeostasis by altering the binding of IGFBP-3 to IGF-1", *Scientific Reports*, vol. 4, 4388, 2014.

21. Meléndez-Hevia, E., De Paz-Lugo, P., Cornish-Bowden, A. & Cárdenas, M. L., "A weak link in metabolism: the metabolic capacity for glycine biosynthesis does not satisfy the need for collagen synthesis", *J Biosci*, vol. 34, p. 853-872, 2009.

    Chaikelis, A. S., "The effect of glycocoll (glycine) ingestion upon the growth, strength and creatinine-creatine excretion in man", American Journal of Physiology-Legacy Content, vol. 132, p. 578-587, 1941.

de Paz-Lugo, P., Lupiáñez, J. A. & Meléndez-Hevia, E., "High glycine concentration increases collagen synthesis by articular chondrocytes in vitro: acute glycine deficiency could be an important cause of osteoarthritis", *Amino Acids*, vol. 50, p. 1357-1365, 2018.

22. Meléndez-Hevia, E., De Paz-Lugo, P., Cornish-Bowden, A. & Cárdenas, M. L., "A weak link in metabolism: the metabolic capacity for glycine biosynthesis does not satisfy the need for collagen synthesis", *J Biosci*, vol. 34, p. 853-872, 2009.

23. Singh, P. et al., "Taurine deficiency as a driver of aging", *Science*, vol. 380, eabn9257, 2023.

24. Jong, C. J., Sandal, P. & Schaffer, S. W., "The Role of Taurine in Mitochondria Health: More Than Just an Antioxidant", *Molecule*, vol. 26, 2021.

25. Singh, P. et al., "Taurine deficiency as a driver of aging", op.cit.

26. Cabreiro, F. & Gems, D., "Worms need microbes too: microbiota, health and aging in Caenorhabditis elegans", *EMBO Mol Med*, vol. 5, p. 1300-1310, 2013.

Leulier, F. et al., "Integrative Physiology: At the Crossroads of Nutrition, Microbiota, Animal Physiology, and Human Health", *Cell Metab*, vol. 25, p. 522-534, 2017.

Thaiss, C. A., Zmora, N., Levy, M. & Elinav, E., "The microbiome and innate immunity", *Nature*, vol. 535, p. 65-74, 2016.

27. Breton, J. et al., "Gut Commensal E. coli Proteins Activate Host Satiety Pathways following Nutrient-Induced Bacterial Growth", *Cell Metab*, vol. 23, p. 324-334, 2016.

Ríos-Covián, D. et al., "Intestinal Short Chain Fatty Acids and their Link with Diet and Human Health", *Front Microbiol*, vol. 7, 185, 2016.

Wahlström, A., Sayin, S. I., Marschall, H. U. & Bäckhed, F., "Intestinal Crosstalk between Bile Acids and Microbiota and Its Impact on Host Metabolism", *Cell Metab*, vol. 24, p. 41-50, 2016.

28. Schroeder, B. O. & Bäckhed, F., "Signals from the gut microbiota to distant organs in physiology and disease", *Nat Med*, vol. 22, p. 1079-1089, 2016.

29. Koeth, R. A. et al., "Intestinal microbiota metabolism of L-carnitine, a nutrient in red meat, promotes atherosclerosis", *Nat Med*, vol. 19, p. 576-585, 2013.

Loomba, R. et al., "Gut Microbiome-Based Metagenomic Signature for Non-invasive Detection of Advanced Fibrosis in Human Nonalcoholic Fatty Liver Disease", *Cell Metab*, vol. 25, p. 1054-1062.e1055, 2017.

Qin, J. et al., "A metagenome-wide association study of gut microbiota in type 2 diabetes", *Nature*, vol. 490, p. 55-60, 2012.

Zitvogel, L., Daillère, R., Roberti, M. P., Routy, B. & Kroemer, G., "Anticancer effects of the microbiome and its products", *Nat Rev Microbiol*, vol. 15, p. 465-478, 2017.

30. López-Otín, C., Blasco, M. A., Partridge, L., Serrano, M. & Kroemer, G., "Hallmarks of aging: An expanding universe". *Cell*, vol. 186, p. 243-278, 2023.

31. Rampelli, S. et al., "Functional metagenomic profiling of intestinal microbiome in

extreme ageing", *Aging (Albany NY)*, vol. 5, p. 902-912, 2013.

32. Young, V. B. & Hayden, M. K., "Environmental management in the gut: fecal transplantation to restore the intestinal ecosystem", *Infect Dis (Lond)*, vol. 48, p. 593-595, 2016.

33. Bárcena, C. et al., "Healthspan and lifespan extension by fecal microbiota transplantation into progeroid mice", *Nature Medicine*, vol. 25, p. 1234-1242, 2019.

34. Boehme, M. et al., "Microbiota from young mice counteracts selective age-associated behavioral deficits", *Nature Aging*, vol. 1, p. 666-676, 2021.

35. Biagi, E. et al., "Gut Microbiota and Extreme Longevity", *Curr Biol*, vol. 26, p. 1480-1485, 2016.

36. Evans, C. C. et al., "Exercise Prevents Weight Gain and Alters the Gut Microbiota in a Mouse Model of High Fat Diet-Induced Obesity", *PLOS ONE*, vol. 9, e92193, 2014.
     Park, S.-S. et al., "Effects of exercise and microbiota transplant on the memory of obesity-induced mice", *J Exerc Rehabil*, vol. 18, p. 162-170, 2022.

37. Shah, S. et al., "Physical activity-induced alterations of the gut microbiota are BMI dependent", *Faseb j*, vol. 37, e22882, 2023.

38. Wegierska, A. E. et al., "The Connection Between Physical Exercise and Gut Microbiota: Implications for Competitive Sports Athletes", *Sports Med*, vol. 52, p. 2355-2369, 2022.

39. Duca, F. A. et al., "Replication of obesity and associated signaling pathways through transfer of microbiota from obese-prone rats", *Diabetes*, vol. 63, p. 1624-1636, 2014.
     Zoll, J. et al., "Fecal microbiota transplantation from high caloric-fed donors alters glucose metabolism in recipient mice, independently of adiposity or exercise status", *American Journal of Physiology-Endocrinology and Metabolism*, vol. 319, E203-E216, 2020.

40. Zeng, T. et al., "Short-term dietary restriction in old mice rejuvenates the aging-induced structural imbalance of gut microbiota", *Biogerontology*, vol. 20, p. 837-848, 2019.

41. Salas-Salvadó, J. et al., "Reduction in the incidence of type 2 diabetes with the Mediterranean diet: results of the PREDIMED-Reus nutrition intervention randomized trial", *Diabetes Care*, vol. 34, p. 14-19, 2011.
     Eloe-Fadrosh, E. A. et al., "Functional dynamics of the gut microbiome in elderly people during probiotic consumption", *mBio*, vol. 6, 2015.
     Pérez Martínez, G., Bäuerl, C. & Collado, M. C., "Understanding gut microbiota in elderly's health will enable intervention through probiotics", *Benef Microbes*, vol. 5, p. 235-246, 2014.
     Rondanelli, M. et al., "Review on microbiota and effectiveness of probiotics use in older", *World J Clin Cases*, vol. 3, p. 156-162, 2015.

42. Marlow, G. et al., "Transcriptomics to study the effect of a Mediterranean-inspired diet on inflammation in Crohn's disease patients", *Hum Genomics*, vol. 7, 24, 2013.
     Kaliannan, K., Wang, B., Li, X. Y., Bhan, A. K. & Kang, J. X., "Omega-3 fatty acids

prevent early-life antibiotic exposureinduced gut microbiota dysbiosis and later-life obesity", *Int J Obes (Lond)*, vol. 40, p. 1039-1042, 2016.

Lopez-Legarrea, P., Fuller, N. R., Zulet, M. A., Martinez, J. A. & Caterson, I. D., "The influence of Mediterranean, carbohydrate and high protein diets on gut microbiota composition in the treatment of obesity and associated inflammatory state", *Asia Pac J Clin Nutr*, vol. 23, p. 360-368, 2014.

Salas-Salvadó, J. et al., "Prevention of diabetes with Mediterranean diets: a subgroup analysis of a randomized trial", *Ann Intern Med*, vol. 160, p. 1-10, 2014.

Martínez-González, M. A. et al., "Adherence to Mediterranean diet and risk of developing diabetes: prospective cohort study", *Bmj*, vol. 336, p. 1348-1351, 2008.

Esposito, K., Maiorino, M. I., Di Palo, C. & Giugliano, D., "Adherence to a Mediterranean diet and glycaemic control in Type 2 diabetes mellitus", *Diabet Med*, vol. 26, p. 900-907, 2009.

Tortosa, A. et al., "Mediterranean diet inversely associated with the incidence of metabolic syndrome: the SUN prospective cohort", *Diabetes Care*, vol. 30, p. 2957-2959, 2007.

43. Del Chierico, F., Vernocchi, P., Dallapiccola, B. & Putignani, L. "Mediterranean diet and health: food effects on gut microbiota and disease control", *Int J Mol Sci*, vol. 15, p. 11678-11699, 2014.

De Filippis, F. et al., "High-level adherence to a Mediterranean diet beneficially impacts the gut microbiota and associated metabolome", *Gut*, vol. 65, p. 1812-1821, 2016.

Mitsou, E. K. et al., "Adherence to the Mediterranean diet is associated with the gut microbiota pattern and gastrointestinal characteristics in an adult population", *Br J Nutr*, vol. 117, p. 1645-1655, 2017.

Haro, C. et al., "Consumption of Two Healthy Dietary Patterns Restored Microbiota Dysbiosis in Obese Patients with Metabolic Dysfunction", *Mol Nutr Food Res*, vol. 61, 2017.

Pignanelli, M. et al., "Mediterranean Diet Score: Associations with Metabolic Products of the Intestinal Microbiome, Carotid Plaque Burden, and Renal Function", *Nutrients*, vol. 10, 2018.

Garcia-Mantrana, I., Selma-Royo, M., Alcantara, C. & Collado, M. C., "Shifts on Gut Microbiota Associated to Mediterranean Diet Adherence and Specific Dietary Intakes on General Adult Population", *Front Microbiol*, vol. 9, 890, 2018.

44. Brown, K., DeCoffe, D., Molcan, E. & Gibson, D. L., "Diet-induced dysbiosis of the intestinal microbiota and the effects on immunity and disease", *Nutrients*, vol. 4, p. 1095-1119, 2012.

Nagpal, R., Shively, C. A., Register, T. C., Craft, S. & Yadav, H., "Gut microbiome-Mediterranean diet interactions in improving host health", *F1000Res*, vol. 8, 699, 2019.

45. Rando, T. A. & Chang, H. Y., "Aging, rejuvenation, and epigenetic reprogramming: resetting the aging clock", *Cell*, vol. 148, p. 46-57, 2012.

Conboy, M. J., Conboy, I. M. & Rando, T. A., "Heterochronic parabiosis: historical perspective and methodological conside rations for studies of aging and longevity", *Aging Cell*, vol. 12, p. 525-530, 2013.

46. Conboy, I. M. et al., "Rejuvenation of aged progenitor cells by exposure to a young systemic environment", *Nature*, vol. 433, p. 760-764, 2005.

   Mahmoudi, S., Xu, L. & Brunet, A., "Turning back time with emerging rejuvenation strategies", *Nat Cell Biol*, vol. 21, p. 32-43, 2019.

   Conboy, I. M., Conboy, M. J., Smythe, G. M. & Rando, T. A., "Notch-mediated restoration of regenerative potential to aged muscle", *Science*, vol. 302, p. 1575-1577, 2003.

   Zhang, H. et al., "Self-Maintenance of Cardiac Resident Reparative Macrophages Attenuates Doxorubicin-Induced Cardiomyopathy Through the SR-A1-c-Myc Axis", *Circ Res*, vol. 127, p. 610-627, 2020.

   Starshinova, V. M., "Regeneration of the pancreas under conditions of parabiosis in adult mice", *Sov J Dev Biol*, vol. 4, p. 186-192, 1974.

   Sinha, M. et al., "Restoring systemic GDF11 levels reverses age-related dysfunction in mouse skeletal muscle", *Science*, vol. 344, p. 649-652, 2014.

   Mendelsohn, A. R. & Larrick, J. W., "Rejuvenation of aging hearts", *Rejuvenation Res*, vol. 16, p. 330-332, 2013.

   Loffredo, F. S. et al., "Growth differentiation factor 11 is a circulating factor that reverses age-related cardiac hypertrophy", *Cell*, vol. 153, p. 828-839, 2013.

   Katsimpardi, L. et al., "Vascular and neurogenic rejuvenation of the aging mouse brain by young systemic factors", *Science (New York, N.Y.)*, vol. 344, p. 630-634, 2014.

47. Katsimpardi, L. et al., Ibid.

48. Conboy, I. M. et al., "Rejuvenation of aged progenitor cells by exposure to a young systemic environment", op.cit.

   Villeda, S. A. et al., "Young blood reverses age-related impair ments in cognitive function and synaptic plasticity in mice", *Nat Med*, vol. 20, p. 659-663, 2014.

   Brack, A. S. et al., "Increased Wnt signaling during aging alters muscle stem cell fate and increases fibrosis", *Science*, vol. 317, p. 807-810, 2007.

49. Szostak, J. W. & Blackburn, E. H., "Cloning yeast telomeres on linear plasmid vectors", Cell, vol. 29, p. 245-255, 1982.

50. Shampay, J., Szostak, J. W. & Blackburn, E. H., "DNA sequences of telomeres maintained in yeast" *Nature*, vol. 310, p. 154-157, 1984.

51. Jaskelioff, M. et al., "Telomerase reactivation reverses tissue degeneration in aged telomerase-deficient mice", *Nature*, vol. 469, p. 102-106, 2011.

52. Bernardes de Jesus, B. et al., "Telomerase gene therapy in adult and old mice delays aging and increases longevity without increasing cancer", *EMBO Mol Med*, vol. 4, 691-704, 2012.

53. Khalil, R., Diab-Assaf, M. & Lemaitre, J. M., "Emerging Therapeutic Approaches to

Target the Dark Side of Senescent Cells: New Hopes to Treat Aging as a Disease and to Delay Age-Related Pathologies", Cells, vol. 12, 2023.

54. Robida-Stubbs, S. et al., "TOR signaling and rapamycin influence longevity by regulating SKN-1/Nrf and DAF-16/FoxO", *Cell Metab*, vol. 15, 713-724, 2012.
Bjedov, I. et al., "Mechanisms of life span extension by rapamycin in the fruit fly Drosophila melanogaster", *Cell Metab*, vol. 11, p. 35-46, 2010.
Harrison, D. E. et al., "Rapamycin fed late in life extends lifespan in genetically heterogeneous mice", *Nature*, vol. 460, p. 392-395, 2009.

55. Bitto, A. et al., "Transient rapamycin treatment can increase lifespan and healthspan in middle-aged mice", *Elife*, vol. 5, 2016.

56. Halloran, J. et al., "Chronic inhibition of mammalian target of Décider de son âge rapamycin by rapamycin modulates cognitive and non-cognitive components of behavior throughout lifespan in mice", *Neuroscience*, vol. 223, 102-113, 2012.

57. Dai, D.-F. et al., "Altered proteome turnover and remodeling by short-term caloric restriction or rapamycin rejuvenate the aging heart", *Aging Cell*, vol. 13, 529-539, 2014.
Flynn, J. M. et al., "Late-life rapamycin treatment reverses age-related heart dysfunction", *Aging Cell*, vol. 12, 851-862, 2013.

58. Chen, C., Liu, Y., Liu, Y. & Zheng, P., "mTOR regulation and therapeutic rejuvenation of aging hematopoietic stem cells", *Sci Signal*, vol. 2, ra75, 2009.

59. Anisimov, V. N. et al., "Rapamycin increases lifespan and inhibits spontaneous tumorigenesis in inbred female mice", *Cell Cycle*, vol. 10, 4230-4236, 2011.

60. Mannick, J. B. et al., "mTOR inhibition improves immune function in the elderly", *Sci Transl Med*, vol. 6, 268ra179, 2014.

61. Khalil, R., Diab-Assaf, M. & Lemaitre, J. M, "Emerging Therapeutic Approaches to Target the Dark Side of Senescent Cells: New Hopes to Treat Aging as a Disease and to Delay Age-Related Pathologies", *Cells*, vol. 12, 2023.

62. Yousefzadeh, M. J. et al., "Fisetin is a senotherapeutic that extends health and lifespan", *EBioMedicine*, vol. 36, p. 18-28, 2018.

63. Alle, Q. et al., "A single short reprogramming early in life initiates and propagates an epigenetically related mechanism improving fitness and promoting an increased healthy lifespan", *Aging Cell*, vol. 21, e13714, 2022.

결론

1. Ferry, L. *La vie heureuse: sagesses anciennes et spiritualité laïque*, Éditions de l'Observatoire, 2022.

옮긴이 **김모**

소르본 대학교 현대문학과를 졸업하고 동 대학원 석사 과정을 마쳤다.
현재 파리 고등 통번역대학원에서 재번역 현상을 연구하며 읽고 쓰고 옮긴다.
바른번역과 함께 일하며 레아 뮈라비에크의 『그랑비드』, 앤디 왓슨의 『북투어』 등을 우리말로 옮겼다.

프린키피아 03
노화 해방

1판 1쇄 인쇄   2025년 5월 26일
1판 1쇄 발행   2025년 6월 2일

지은이   장 마르크 르메트르
옮긴이   김모
감수자   정희원
펴낸이   김영곤
펴낸곳   (주)북이십일 21세기북스

정보개발팀장   이리현   정보개발팀 이수정 김민혜 박종수 김설아
교정 교열   정지영   디자인 표지 림디자인 본문 김수미
출판마케팅팀   남정한 나은경 한경화 권채영
영업팀   변유경 한충희 장철용 강경남 김도연 황성진
제작팀   이영민 권경민
해외기획팀   최연순 소은선 홍희정

출판등록   2000년 5월 6일 제406-2003-061호
주소   (10881) 경기도 파주시 회동길 201(문발동)
대표전화 031-955-2100   팩스 031-955-2151   이메일 book21@book21.co.kr

ⓒ 장 마르크 르메트르, 2025
ISBN   979-11-7357-289-0 (03510)
KI신서 13579

(주)북이십일 경계를 허무는 콘텐츠 리더

21세기북스 채널에서 도서 정보와 다양한 영상자료, 이벤트를 만나세요!
페이스북 facebook.com/21cbooks   **포스트** post.naver.com/21c_editors
인스타그램 instagram.com/jiinpill21   **홈페이지** www.book21.com
유튜브 youtube.com/book21pub

프린키피아	**과학적 사고의 씨앗** 프린키피아(Principia)는 '시작, 기초, 원리'를 의미하는 라틴어로, 프린키피아 시리즈는 모든 지식의 기초이자 근원인 과학을 탐구하고 세상이 돌아가는 원리를 알고자 하는 독자를 위한 교양 과학 시리즈 입니다.

01 1초의 탄생
해시계부터 원자시계까지 시간 측정의 역사

채드 오젤 지음 | 김동규 옮김 | 김범준 감수 | 492쪽 | 28,000원

02 우리집 강아지에게 양자역학 가르치기
나의 첫 양자 수업

채드 오젤 지음 | 이덕환 옮김 | 348쪽 | 22,000원

03 노화 해방
생체 시계를 거꾸로 돌리는 저속노화 프로젝트

장 마르크 르메트르 지음 | 김모 옮김 | 정희원 감수 | 288쪽 | 19,900원